rororo

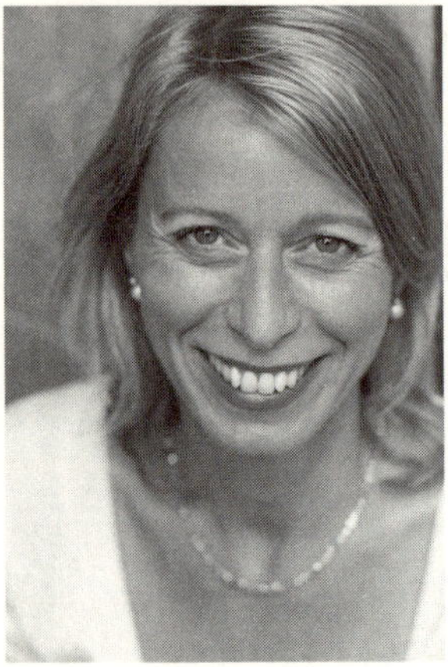

Die Autorin

Astrid Vlamynck ist Ärztin, Psychotherapeutin, Coach und Trainerin. Sie hilft Menschen, die glücklicher, erfolgreicher und gesünder in Beruf und Liebe werden wollen. Sie arbeitet als unabhängige Management-Trainerin und coacht Führungskräfte, Tanzsportler und Künstler zur Leistungsoptimierung. Astrid Vlamynck ist eine der ersten zertifizierten Ausbilderinnen und Trainerinnen Deutschlands in Energetischer Psychologie (EDxTM™, nach Gallo). Sie lehrt diese Technik seit 2001. Ihr vielfältiges Wissen fließt im In- und Ausland in Vorträge, Workshops und Bücher ein.

www.astrid-vlamynck.com

Außerdem lieferbar:

Michael Bohne: Klopfen gegen Lampenfieber (rororo 62372)
Uta Kronshage: Klopfen gegen Schmerzen (rororo 62442)
Heike Mehmke: Klopfen gegen Arbeitsfrust (rororo 62454)
Dirk Treusch: Klopfen gegen Rauchen (rororo 62411)
Michael Bohne: Feng Shui gegen das Gerümpel im Kopf (rororo 62243)

Inhalt

Vorwort des Herausgebers

Ich freue mich als Herausgeber der Reihe «Energetische Psychologie praktisch», dass ich für das vorliegende Buch die erfahrene Psychotherapeutin und Ärztin Astrid Vlamynck gewinnen konnte. Ihr großes Wissen und ihre Kompetenz in der Behandlung von Menschen mit *Liebesleid* machen das Buch zu einer wahren Fundgrube für alle, die sich für das Thema interessieren. Was mich fasziniert, ist, dass die Autorin trotz aller Last, die nichtgelingende menschliche Beziehungen und das Thema Liebesleid mit sich bringen, so konsequent und optimistisch auf die Lösungen, die Ressourcen und den guten Ausgang setzt.

Da Liebesleid viel mit dem Selbstwertgefühl zu tun hat, hat Astrid Vlamynck in dem Kapitel, in dem es um das Klopfen an sich geht, auf erhellende und hochinteressante Weise diese Technik der Energetischen Psychologie mit dem Thema *Liebesleid* verknüpft.

Ich wünsche Ihnen, liebe Leserinnen und Leser, viele neue Erkenntnisse und hoffe, dass Ihnen das Buch dabei behilflich sein wird, mit dem Thema Liebe (noch) zufriedener zu sein. Möge sich bei denen, die an der Liebe leiden, das Liebesleid in Liebesglück verwandeln. Dem Buch und der Autorin wünsche ich viel Erfolg.

Dr. med. Michael Bohne ist Facharzt für Psychiatrie und Psychotherapie und einer der erfahrensten Experten für Energetische Psychologie in Deutschland. Er bildet Psychotherapeuten, Ärzte und Coaches in Prozessorientierter Energetischer Psychologie / Prozess- und Embodiment-fokussierter Psychologie (PEP) aus.

Mehr unter *www.dr-michael-bohne.de*

Einleitung

Wenn ich im Alltag von diesem Buchprojekt berichtete, kam als Reaktion fast immer: *Toll, da kenne ich jemanden* ... Die meisten Menschen hatten schon einmal Liebesleid und wissen, wie weh das tut. Es gibt kaum ein Thema, welches so sehr mit unserem Selbstwert verknüpft ist wie die Liebe. Meist kommen wir über das Liebesleid hinweg, manchmal aber stecken wir darin fest.

Ich habe dieses Buch geschrieben, weil mir die Liebe am Herzen liegt und die Energetische Psychologie (EP) ein enormes therapeutisches Selbsthilfe-Potenzial hat. Über das Klopfen von ausgesuchten Akupunkturpunkten werden das Körpergedächtnis und das Nervensystem aktiviert und zur Verarbeitung, sprich Genesung, von belastenden Gefühlen und Problemen angeregt.

Ich habe faszinierende Erfolge mit der EP erlebt und werde Sie an diesen in Form von Fallgeschichten[1] sowie der konkreten Anwendung teilhaben lassen.

Mit dieser Technik können Sie Gutes verstärken und weniger Gutes abschwächen und auflösen. Selbst-Sabotage-Muster lassen sich zielsicher diagnostizieren und überwinden. In den meisten Fällen wirkt die EP schnell, sanft und anhaltend.

Sie werden das natürlich erst glauben, wenn Sie es selbst erlebt haben. Vielleicht klopfen wir uns ja wirklich direkt in das Heilsystem der Natur, wie es Roger Callaghan selbstbewusst formulierte, ein Pionier der energetischen Ansätze.

Es gibt viele gute Bücher zum Thema Liebe, aus denen Sie Hilfreiches ziehen können. Mit der Energetischen Psychologie erhalten Sie nun ein Werkzeug, mit dem Sie diese Anregungen regelrecht verinnerlichen und besser umsetzen können.

Zur Klarstellung sei erwähnt, dass wir alles Gesunde und Funktionierende mit der EP erhalten! Gesunde Wut, gesunde Vorsicht, gesunde Angst, gesunder Schmerz, angemessene Trauer, alles, was unserem Leben dient, bleibt. Nur das, was «dys-funktional» ist, was nicht wirklich gut ist, wird zum Positiven hin verändert. Nützliche Ressourcen wie Gelassenheit, Humor, seelische Elastizität, schöpferische Kräfte, Selbstannahme und Widerstandskraft werden sogar verstärkt.

Meine Beobachtungen bestätigen, dass oft großer Entwicklungsbedarf in unserer Beziehung zu uns selbst besteht. Viele Menschen sind zu anderen freundlich, sich selbst gegenüber aber fies und vorwurfsvoll. Sie behandeln sich selbst so, wie sie ihren ärgsten Feind nicht behandeln würden. Meist geschieht dies in Zeiten größter innerer Not, also genau dann, wenn der «innere» Beistand besonders nötig wäre.

Die Zeiten, in denen Veränderungen viel Zeit brauchten, sind vorbei! Mit der EP kann man aus belastenden psychischen Mustern in kurzer Zeit herauswachsen. Selbstverständlich gibt es auch Personen, die auf diese Selbsthilfetechnik nicht sofort ansprechen. Falls Sie die Ergebnisse noch nicht überzeugen, kann es nützlich sein, sich Unterstützung in Form eines Coachings zu gönnen. Manchmal braucht es die Kompetenz eines Profis, um anfängliche Startschwierigkeiten zu überwinden. Auch in diesem Fall können Sie parallel an Ihren eigenen Themen weiterarbeiten. So verkürzen Sie die Zeit, in der Sie «fremde» Hilfe in Anspruch nehmen. Ob als Selbsthilfe oder im Rahmen eines Coachings, Sie werden mit Unterstützung der EP leichter und schneller vorankommen.

Kein Mensch kann von außen «machen», dass wir uns liebenswert fühlen. Die Liebe muss «in» uns entstehen. Biologisch sind wir so geschaffen, dass alles, was wirklich gut funktioniert, noch obendrein durch gute Gefühle belohnt wird. Dann wird «Gutes» zu einer inneren Triebfeder, ja fast zu einem Selbstläufer. Und in der Liebe werden wir wie eine Ente, die das Wasser entdeckt.

Die Energetische Psychologie ist so etwas wie Ihre eingebaute Servolenkung, die den Heilungsprozess von innen heraus steuert.

Seit 1987 habe ich als Ärztin, als ärztliche Psychotherapeutin und als Coach mit Menschen zu tun, die unglücklich sind und darunter leiden. Viele dieser Menschen haben Liebeskummer. Obwohl sie auf ihre ganz eigene Art hübsch, klug und erfolgreich sind, sind sie *Single oder wissen ihre Beziehung nicht mehr zu verbessern oder wagen es nicht, sich aus unglücklichen Beziehungen zu verabschieden. Sie sind frustriert, weil sie schon vieles vergeblich versucht haben.*

Diese Un-Glücklichen halten Sätze für wahr wie:

- Es gibt niemanden, der mir gefällt.
- Ich gefalle niemandem.
- Wenn mir schon mal jemand gefällt, dann ist diese Person hundertprozentig nicht frei.
- Ich bin zu alt/zu dick/zu dünn/zu hässlich/zu kompliziert/zu grünkariert.
- Mit Kindern nimmt mich sowieso niemand.
- Es läuft doch immer wieder auf das Gleiche hinaus.
- Ich kann froh sein, wenn mich überhaupt jemand nimmt.

Und weil sie so denken, versuchen sie gar nicht erst, die Wohnung zu verlassen, Menschen anzusprechen, sich hübsch anzuziehen, oder sie stellen sich so ungeschickt an, dass sie sich bestätigt sehen. Sie verharren lieber in unglücklichen Beziehungen aus Angst vor dem Alleinsein, weil sie resignieren, *«Besser wird es eh nicht»*, oder aus co-abhängigem Verantwortungsgefühl oder aus gut gemeinter aber nicht unbedingt hilfreicher Rücksicht auf die Kinder.

Wie viel vermeidbares Unglück. Wie viel verpasstes Liebesglück!!!

Im Verlauf einer professionellen Begleitung werden diese Menschen selbstbewusster, lebendiger, schöner und attraktiver, weil sie mehr bei sich sind und von innen heraus strahlen. Ihre (Liebes-) Beziehungen werden besser. *Plötzlich* gibt es Menschen, die ihnen zusagen. *Plötzlich* gibt es Menschen, auf die sie sich ein*lassen können*. *Plötzlich* gibt es Menschen, die sich für sie interessieren. Und *plötzlich* ist der Partner/die Partnerin kooperativer.

Menschen z. B., die voller Neid überall glückliche Paare sahen und dachten, dieses Glück sei für sie unerreichbar, lernen zunächst, mit sich und ihrem Leben so gut es geht zufrieden zu sein. Sie entdecken, dass Männer Frauen gefunden haben, obwohl sie nicht wie *Superman* aussehen, und Frauen Männer gefunden haben, obwohl sie *nicht wie Superwoman* aussehen. Und ermutigt machen sie sich auf den Weg.

Und andere Menschen, die immer und überall nur unglückliche, gelangweilte Paare sahen, entdecken, nachdem sie selbst glücklich liiert sind, *wie viele andere glückliche Paare es in der Welt gibt. Paare, die Händchen haltend durch die Welt gehen. Paare, die sich angeregt unterhalten. Paare, die sich küssen. Paare, die kooperativ ihre Kinder erziehen. Paare, die zusammenbleiben, weil sie glücklich miteinander sind.*

Dazu lesen manche Bücher. Andere machen Bonding-Workshops[2], Flirtkurse, Smalltalkkurse, Diät, Sport, suchen sich ein Hobby, beginnen ein Studium. Manche müssen Bürden der Vergangenheit überwinden. Manche müssen lernen, sich von unrealistischen Idealen und Perfektionssüchten abzugrenzen. Manche müssen lernen, dass es reicht, einfach sie selbst zu sein. Und zu gegebener Zeit begegnet ihnen dann die Liebe. Natürlich hat Liebe auch immer mit Glück zu tun. Aber ein bisschen nachhelfen lässt sich schon, indem Sie Stolpersteine aus dem Weg räumen und Ihre Energie sinnvoll einsetzen, um innere und äußere Hürden zu überwinden.

Es gibt Tage, da klappt alles wie von selbst. Man geht beschwingt durch die Welt, man schmunzelt vor sich hin, und alle (sogar der eigene Partner) scheinen zurückzulächeln. Und das, obwohl man weder besonders zurechtgemacht ist noch besonders geistreiche Dinge von sich gibt. Kann man den Zauber solcher Tage verstehen? Was kann man mit Hilfe der EP tun, um solche Tage öfter zu haben? Wie lässt sich «zufälliges» Selbstbewusstsein willentlich abrufen?

Wie kommen wir dem Liebesglück Stück für Stück näher? Wie lassen sich in der Liebe dienliche Gewohnheiten etablieren, um die Liebe frisch und lebendig zu halten? Es kann hilfreich sein, sich das Gewünschte intensiv vorzustellen. Das Nervensystem verliert quasi die Angst vor dem Neuen, wenn wir es ein paarmal vor dem inneren Auge durchgespielt haben. Was wir häufig tun (und sei es in der Phantasie), erhöht die Wahrscheinlichkeit, dass wir es wiederholen (auch real). Ob das nun flüchten, schmollen, schimpfen, lächeln oder flirten ist.

Negative Bilder, Gedanken und Gefühle, die sich festgesetzt haben, lassen sich durch den Einsatz von EP auflösen, sodass frühere Misserfolge oder Verletzungen nicht mehr ausbremsen. Selbstannahme, Humor, Leichtigkeit, Vertrauen in die eigene Attraktivität, eine spielerische Herangehensweise, Engagement und Gelassenheit lassen sich durch viele Methoden stärken. *Und noch effektiver gelingt dies mit Energetischer Psychologie, die wie ein positiver Verstärker wirkt.*

Und selbstverständlich ist nicht alles mit ein «bisschen Klopfen» getan. *Ich kenne jedoch kaum ein Werkzeug, das so wirkungsvoll ist.* Ich bin immer wieder aufs Neue fasziniert von den vielen Anwendungsmöglichkeiten und der sanften Tiefenwirkung.

In diesem Buch geht es nicht nur um Liebeskummer im engeren Sinne. Sämtlicher *Kummer vor, während und nach der Liebe* ist Thema.

In diesem Buch erfahren Sie, wie Sie sich

- weniger lange ungeliebt, einsam, verletzt, verzweifelt, beschämt oder verloren fühlen,
- wie Sie eine Trennung besser verkraften,
- die Chancen, einen Partner zu finden, erhöhen und
- dann auch Ihr Glück genießen können.

Dieses Buch behauptet nicht, dass alles machbar wäre. Es behauptet nicht, dass es einen sicheren Weg zur Liebe gibt. Es gibt keine Garantien. Aber wir können die Chancen erhöhen, wenn wir uns nicht mehr in sinnlosen Kämpfen verlieren. Wir können lernen, Dinge nicht mehr persönlich zu nehmen, die außerpersönliche Gründe haben.

Zudem gibt es einen Teil des Kummers, der sich nicht auflösen lässt. Denn «seelische Gesundheit» bedeutet auch, bestimmte schmerzliche Gefühle aushalten zu können, ohne sie gleich abzustellen durch Einkaufen, Trinken, Rauchen, Schokolade oder andere Ablenkung. Manches braucht Zeit!

Oft wissen wir im Nachhinein, dass die Liebeskrise zu Wachstum geführt hat und Geist und Seele gestärkt daraus hervorgegangen sind.

Ich stelle Ihnen hier unterschiedliche Anwendungsmöglichkeiten vor. Es ist nicht so wichtig, wo Sie anfangen, sondern dass Sie anfangen. Nicht jede dieser Möglichkeiten muss für Sie zum jetzigen Zeitpunkt die richtige sein. Fühlen Sie sich frei, das auszusuchen, was für Sie gut ist, und lassen Sie weg, was für Sie momentan keinen Sinn ergibt. Gestatten Sie sich kreative Abwandlungen.

Sie können direkt anfangen, an Ihren Themen zu arbeiten, oder zunächst Grundlegendes über typische Stolpersteine studieren. Es ist nicht zwingend, in einer bestimmten Reihenfolge zu lesen. Wiederholungen sind durchaus gewollt.

Beachten Sie, das selbst wenn Sie einen Aspekt vergessen oder ein Element auslassen, nichts zu befürchten ist, außer dass sich nichts tut. Und wieder: Wenn diese Selbsthilfe nicht sofort wirkt, kann die EP dennoch die richtige Technik für Sie sein. Sicherlich wäre dann für den Anfang eine externe Unterstützung hilfreich.

Einer Umfrage zufolge bedeutet *«Glück»* für die meisten Menschen *«Gesundsein»*, *«lieben können»* und *«geliebt werden»*.

Nun freue ich mich, wenn Sie sich dem Teil der Liebe, den wir buchstäblich in den eigenen Händen haben, mehr und mehr öffnen. Ein anderer Teil bleibt Glück, Gnade und Schicksal. Liebe wird uns auch unabhängig von unserer eigenen Anstrengung geschenkt. Und natürlich wird das Leben noch schöner, wenn wir das Geschenk dann auch annehmen. Wie gesagt, die Liebe ist ein weites Feld. Sie ist zwar eigentlich so etwas wie unser Geburtsrecht und eine Grundkonstante, gleichzeitig aber vielleicht die größte Aufgabe, mit der wir in unserem Dasein konfrontiert sind.

Gern zeige ich Ihnen, wie Sie die EP nutzen können, um auf Ihrem Weg zum Liebesglück besser voranzukommen. Begeben Sie sich nun auf eine Entdeckungsreise. Sie haben Ihr Liebesglück buchstäblich in den eigenen Händen. Neugierig? Fangen Sie an!

«Ich glaube, man kann sich in jedem Alter ändern, aber es ist viel besser, es jetzt zu tun.» (Rita Mae Brown)

Ich wünsche Ihnen Erfolg mit der Energetischen Psychologie und viele positive Veränderungen in Ihrem Liebesleben.

Ihre Astrid Vlamynck

Anmerkungen

1 *Sämtliche Fallgeschichten sind «typisch», ohne dass dahinterstehende Menschen zu erkennen sind. Eventuelle Übereinstimmungen sind daher rein zufällig und unbeabsichtigt.*

2 *Eine emotions- und körperorientierte Form der Gruppenpsychotherapie, die Bindungsfähigkeit und Lebensfreude verbessert.*

Die Liebe – ein Einblick

In bester Gesellschaft

«Bewahre mich vor dem naiven Glauben,
es müsse im Leben alles glattgehen.
Schenke mir die nüchterne Erkenntnis,
dass Schwierigkeiten, Niederlagen,
Misserfolge, Rückschläge
eine selbstverständliche Zugabe
zum Leben sind,
durch die wir wachsen und reifen.»
(Antoine de Saint-Exupéry)

Die Liebe ist eine der größten Herausforderungen. Schon bei Paracelsus heißt es: *Das Höchste aber ist die Liebe.* Und in der Bibel: *Glaube, Liebe, Hoffnung, aber die Liebe ist die größte unter den dreien.*[1] Die Liebe ist eigentlich ganz einfach und zugleich höchst komplex und schwierig. Sie ist zutiefst mit unserer Persönlichkeit und der Kultur, in der wir leben, verwoben. Wenn Sie also Schwierigkeiten mit der Liebe haben, heißt das nicht, dass mit Ihnen etwas nicht stimmt. Es heißt nur, dass Sie ein Mensch sind.

Auch mit Hilfe der Energetischen Psychologie (EP) werden Liebesbeziehungen nicht nur leicht, aber doch immerhin leichter. Ich möchte Ihnen zeigen, wie Sie mit einfachen, schnellen Mitteln innere Hindernisse überwinden können, die Ihnen bislang ein erfülltes Liebesleben versagt haben. Bewährtes aus meiner langjährigen Praxiserfahrung mit Menschen, die ich auf ihrem teils dornigen Weg zu mehr Liebesglück begleitet habe, will ich hier mit Ihnen teilen. Denn mit gezielter Nutzung eines guten Handwerkszeuges kommen Sie besser voran.

Wir alle haben das Potenzial, Liebe zu entwickeln. Wenn die Liebe auch nicht alles im Leben ist, so macht nur sie uns auf diese ganz besondere Art glücklich. Wir können nicht den richtigen Mann oder die richtige Frau backen, wir können nicht bewirken, dass Männer oder Frauen ganz anders sind, als sie nun mal sind. Aber wir können einiges tun, damit wir der Liebe in unserem Leben eine echte Chance geben und denen, mit denen sie sich gut anfühlt.

Sichere Wege in den Liebes-Crash

Hier finden Sie einige «Liebesglück-Vermeidungsstrategien»:

Kontakte meiden

Sagen Sie konsequent zu allem nein. Wenn Sie angelächelt werden, gucken Sie in eine andere Richtung. Werden Sie dennoch angesprochen, wechseln Sie die Straßenseite mit ein paar Schimpfworten über so viel «Flegelei». Wenn Sie gefragt werden, ob Sie Hilfe benötigen, Blumen mögen, Sex vermissen. Egal, was es ist, lehnen Sie ab.

Falls es doch irgendwie zu einer Bindung kommen sollte (Sie wissen auch nicht, wie das passieren konnte), flüchten Sie sich in Arbeit, suchen Sie sich ein zeitintensives Hobby. Wenn Ihr Partner Ihre Nähe sucht, fühlen Sie sich reglementiert, kontrolliert, manipuliert, auf gar keinen Fall umsorgt, erwünscht, gewollt.

Eigentlich wäre alles bestens, würde man Sie doch nur in Ruhe lassen. Ihren Fernseher oder Ihr Notebook können Sie schließlich auch abstellen, wann Sie wollen. Die funktionieren auf Knopfdruck. Ab und an zieht es vielleicht in der Herzgegend, oder der Blutdruck ist zu hoch, eine Allergie stört, aber was von allein gekommen ist, wird schon auch wieder von allein gehen. Bloß nicht ernst nehmen, sonst könnte es noch ernst werden.

Einigeln

Verlassen Sie so gut wie nie Ihre Wohnung. Wenn Sie fremden Menschen begegnen, sprechen Sie mit niemandem. Und falls doch jemand Ihre Mauer durchbrechen sollte, gucken Sie auf gar keinen Fall genauer hin, mit wem Sie es zu tun haben. Sie müssen dankbar sein. Sie dürfen jetzt auf keinen Fall unhöflich sein, indem Sie alles durch eine eigene Meinung vermasseln. Gehen Sie, wenn Sie weiblich sind, auch möglichst schnell zu Intimitäten über. Nur so können Sie sicher sein, Ihren klaren Blick zu trüben[2]. Stellen Sie Ihre neue Errungenschaft auch keinem Ihrer Freunde vor. Wenn sich jemand kritisch äußern sollte, nehmen Sie dieses nicht ernst, denn es handelt sich ja nur um die Meinung eines notorischen Bedenkenträgers.

Wenn Sie heiraten, dann sehr eilig: zum falschen Zeitpunkt, aus den falschen Gründen und die (für Sie) falsche Person. Falls etwas in Ihnen skeptisch sein sollte, wischen Sie alle Einwände weg und – realisieren Sie Ihren Plan umso schneller.

Nichts verändern

Wenn Sie immer wieder an entwertende Menschen geraten (obwohl Sie diesmal ganz sicher waren, dass ER oder SIE anders ist), dann ändern Sie auf keinen Fall auch nur irgendetwas an Ihrem Vorgehen. Nur wenn Sie genau das tun, was Sie immer getan haben, können Sie sicher sein, das zu bekommen, was Sie immer bekommen haben.

Sprechen Sie möglichst wenig und schon gar nicht konstruktiv miteinander und übernehmen Sie sich am besten auch noch finanziell. Wenn Sie Kinder bekommen wollen, dann bekommen Sie sie, bevor Sie Gelegenheit hatten, Ihr Gegenüber auf sein Potenzial als Elternteil hin zu prüfen. Bleiben Sie in Erziehungsfragen unterschiedlicher Meinung und vermeiden Sie Einigungen. Verbietet Ihr Partner etwas, erlauben Sie es umgehend. Umgekehrt natürlich ebenso. Streiten Sie sich über das Vorgehen lautstark und vor allem vor den Kindern, aber jeder andere muss schließlich auch informiert werden. Werfen Sie Ihrem Partner auch gern Dinge vor, die dieser nicht ändern kann (Temperament, Vorlieben, Abneigungen, frühere Versäumnisse und – besonders ergiebig – Eigenarten der Schwiegereltern).

Und noch ein paar Wege ins Liebesunglück:

Achten Sie in einer Beziehung auf keinen Fall auf Gemeinsamkeiten. Achten Sie nur auf das, was Sie an Ihrem Partner stört, was irritierend anders ist. Grübeln Sie häufig darüber nach, warum Sie *nicht* zueinanderpassen, warum Sie sich trotzdem unter gar keinen Umständen trennen können. Teilen Sie diese Gedanken gelegentlich (gelegentlich ist wichtig, da «gelegentlich» besser erinnert wird als regelmäßig) lautstark mit. Auch sarkastische Anspielungen sind geeignet. Sehr wirkungsvoll ist zudem eine gewisse gönnerhafte Schärfe oder Witze, über die nur Sie selbst herzhaft lachen können.

Verraten Sie Ihrem Partner auf keinen Fall, was Sie mögen und was Sie nicht mögen. Denken Sie sich allenfalls Ihren Teil. Das ist auch wichtig in Bezug auf die Sexualität. Gehen Sie davon aus, dass Ihr Partner von allein drauf kommen muss. Er oder sie ist schließlich für Ihren Spaß verantwortlich. Geben Sie keinerlei Hinweise.

An Beziehungen mit früheren Partnern erinnern Sie sich oft und gern (aber natürlich bitte nur an die wunderbaren Momente). Darüber sprechen Sie in möglichst vielen Details mit Ihrem Partner. «Ehrlichkeit» und «Wahrheit» gelten schließlich als Tugenden.

Bei jedem attraktiven Menschen des anderen Geschlechts malen Sie sich aus, wie prima – alles – mit diesem Menschen wäre. Sprechen Sie darüber intensiv mit sich selbst und – mit Ihrem Lebenspartner.

Auch Affären können die Atmosphäre von Sprachlosigkeit, Frust und innerlichen Überlegenheitsgefühlen frisch erhalten. Sie erlauben, «zu Hause» alles so zu lassen, wie es ist. In der Außenbeziehung ist selbstverständlich all das zu finden, was Sie «zu Hause» vermissen, und das beweist ganz nebenbei, dass mit Ihnen alles in Ordnung ist und die Schwierigkeiten einzig und allein bei Ihrer zweiten Hälfte liegen.

Und wenn Sie mal denken: «Es gab Zeiten, da hatten wir doch wirklich viel Schönes zusammen!», beenden Sie solche Gedanken unverzüglich mit: «Das war einmal. Vorbei ist vorbei. Wahrscheinlich habe ich mir nur etwas vorgemacht.» Erinnern Sie sich lieber detailliert daran, wer Sie wie gewarnt hat.

Liegt alles nur am Partner, dann schenken Sie ihm oder ihr dieses Büchlein. Wahrscheinlich wird es irgendwo in einer Ecke verschwinden. Fragen Sie trotzdem oft nach, wann er/sie es zu lesen gedenkt.

Kollektive Mitbringsel

Es gibt prägende gesellschaftliche, naturgegebene und individuelle Faktoren. Sie alle haben Einfluss auf unsere Ideale, auf das, was wir von uns und anderen erwarten, und damit auch auf die Art und Weise, wie wir Mann und Frau sind und wie wir uns der Liebe nähern. Sie haben Einfluss darauf, wie wir uns selbst wertschätzen.

> *«Meine Hauptbeschäftigung war immer die Liebe, auch wenn es nicht den Anschein hatte.»* (Albert Camus)

Mangelnder Selbstwert und mangelnde Selbstachtung sind wahrscheinlich die Hauptursachen sehr vieler Schwierigkeiten (nicht nur mit der Liebe). Selbstwert und Selbstannahme wirken wie ein emotionaler Airbag.

Wenn wir uns nicht wertschätzen, lassen wir uns schlecht behandeln oder behandeln andere schlecht. Warum sollten wir erlauben, dass man uns schlecht behandelt, wenn wir uns mögen, wie wir sind? Wenn wir wirklich mit uns zufrieden sind, warum sollten wir uns über andere erheben, indem wir sie klein machen und entwerten?

Perfektionistische Antreiber

Nicht nur das Berufsleben, auch das Privatleben soll in unserer Gesellschaft rationell durchorganisiert werden. Gut, dass wir heute Stress effektiv bewältigen, die Vergangenheit sanft aufarbeiten und die besten Seiten im Menschen effizient aktivieren können. Techniken wie die EP kommen da wie gerufen. Sie bedienen z. T. genau diese Wünsche nach höher- schneller- weiter. Sie sind damit aber immer auch in Gefahr, ein unmenschliches Perfektionsideal zu bedienen.

Denn das Leben ist ein Geschenk und kein Trainingslager zur Optimierung von Leid und Unglück. Gesundheit bedeutet auch Ganzheit, bedeutet auch, nicht so Angenehmes (eine Weile) auszuhalten: Leere, Mangel, Brachzeiten zu er-tragen, ohne sich sofort in Kaufrausch, Arbeit oder die nächste Affäre zu stürzen. Es geht auch darum, einigermaßen in Frieden sein zu können mit menschlichem Maß.

Die Energetische Psychologie kann helfen, unnötige Reibungsverluste zu vermeiden: Sie fördert Selbstwert und gesunden Stolz – Selbstfürsorge, Ausdauer und Tatkraft. Sie beeinflusst somit auch die Gesundheit positiv, das menschliche Miteinander und – die Liebesfähigkeit.

War es früher einfacher?

War es mit der Liebe früher einfacher? Hatte man wirklich mehr Zeit für die Liebe? Waren die Männer bindungsfähiger, die Frauen dankbarer? Besaßen die Menschen mehr Tugenden, die liebevolle Verbindungen erleichtern? Mehr Ausdauer, Geduld, Toleranz, oder hatten sie einfach geringere Ansprüche an die Liebe als heute? Vielleicht.

Bis Mitte des letzten Jahrhunderts galt noch das Modell der Versorger-Ehe. Allein konnte man weder sozial noch materiell überleben. Der gesellschaftliche Druck, zusammenzubleiben, war groß. Die Liebes-Ehe war eher eine Ausnahme. Wenn die Liebe hinzukam, dann war sie willkommen, es bestand aber keine solche Erwartung.

Welche Aufgabe, die eigene Würde und Wahrheit zu pflegen, und dann auch noch zu zweit! Die Aufgaben sind nicht kleiner geworden. Wir haben heute aber auch bessere therapeutische Möglichkeiten. Nach meinem Verständnis soll Therapie oder Coaching Menschen nicht noch mehr von sich und ihren Bedürfnissen entfremden, sondern von überzogenen Ansprüchen befreien und auch von kollektivem Perfektionismus unabhängiger machen. Sie sind nicht dazu gedacht, nun auch noch emotionalen Perfektionismus in unser Leben zu bringen. Das wäre unmenschlich.

Psychologisches zum Thema Liebe

Wir alle bringen in die Liebe frühe Erfahrungen mit. Je früher sie stattfanden, umso grundlegender sind sie. Sie sind die Basis, auf der spätere aufbauen. Kinder identifizieren sich mit ihren Eltern. Sie lernen am Modell, sie lernen über Nachahmung über die Spiegelneurone[3]. So können sie Fähigkeiten und Werte der Eltern automatisch übernehmen und müssen nicht alles ganz allein lernen. Das geht in vielen Bereichen gut, kann aber zu Problemen führen, wenn die Eltern in Liebesangelegenheiten keine besonderen Experten waren. Was, wenn sie z.B. Ablehnung, Depression, Jähzorn, mangelnde Feinfühligkeit vorgelebt hätten. Was, wenn sie Signale fehlinterpretiert hätten, wie z.B. den kindlichen Wunsch nach Halt, Trost und Körperkontakt als *tyrannisieren, Um-den-Finger-Wickeln*, als *nie genug zu bekommen* oder gar als *Bedürfnis nach Sex*. Emotionen werden auch als gut oder schlecht bewertet. Es gibt in vielen Familien Gefühle, die eher erlaubt sind als andere. Als gut gelten oft liebevolle und freudige Gefühle, als schlecht wütende, ängstliche oder traurige Gefühle. Dabei brauchen wir sie alle zum Leben.

Unsere Erfahrungen und deren Verarbeitung prägen auch, was wir in der Liebe erwarten. Inzwischen gilt es als wissenschaftlich nachgewiesen, dass sich sogar Grundstimmungen der Mutter während der Schwangerschaft auf den Fötus niederschlagen können. Wird die Mutter z.B. nicht genügend umsorgt, kann das den Grundstein für eine spätere unzureichende Stressresistenz des Kindes legen. Wichtig ist es, zu wissen, dass Fehlentwicklungen immer korrigiert werden können und sich Widerstandskraft (Resilienz[4]) immer entwickeln lässt.

«Geliebt zu werden macht uns stark. Zu lieben macht uns mutig.»
(Laotse)

Frau K., eine Juristin, hatte als Kind sehr wenig Liebe erfahren. Die Eltern waren sehr jung und unfreiwillig Eltern geworden. Die Mutter erlebte ihre Tochter als Bedrohung und Konkurrenz. Der Vater griff leider nicht schützend ein, sondern unterwarf sich seiner Frau. Die Tochter wurde eine Kämpferin für alle Entehrten und Bedürftigen. Für sich selbst konnte sie sich allerdings nicht einsetzen. In Liebesbeziehungen fühlte sie sich immer wieder schmerzlichst enttäuscht. Sie kämpfte darum, endlich richtig behandelt, endlich richtig verstanden, endlich richtig versorgt zu werden. Sie hatte ein sehr unglückliches Händchen in der Wahl ihrer Partner. Diese waren meist ebenso ichbezogen wie ihre Eltern. Irgendwann hatte sie genug von der Liebe und entschied: Am besten bleibe ich gleich allein. Sie war schwer depressiv und konnte sich nicht einmal mehr zu ihrer Arbeit aufraffen.
Mit Hilfe der EP konnte Sie die schlimmsten Kindheitserfahrungen überwinden, sodass diese in der Gegenwart nicht länger eine Quelle schrecklicher Gefühle waren. Das kam ihrer Gesundheit zugute. Dann entschärfte Sie eine Unzahl selbstschädigender Glaubenssätze, die alle den Tenor hatten: Ich habe auch nichts anderes verdient. Danach konnten wir uns an den Aufbau ihres Selbstwertes machen. Wir sammelten all das Gute, all die inneren und äußeren Ressourcen, die ihr geholfen hatten, diese karge Kindheit zu überleben. Sie begann Hobbys und mehr Selbstfürsorge zu entwickeln, sie baute einen herzlichen Freundeskreis auf. Zaghafte erste Ausflüge ins Reich der Liebe wurden möglich.

Haben wir in der Herkunftsfamilie ausgewogene Liebe erfahren, werden wir auch wohltuende Liebe erwarten. Haben wir aber schmerzliche Erfahrungen mit der Liebe gemacht, werden wir schmerzliche Erfahrungen mit der Liebe erwarten. Wenn Kinder *nicht gut genug* behandelt werden, denken sie meist: *Mit mir stimmt irgendetwas nicht. Ich habe es regelrecht verdient, so behandelt zu werden. Ich bin nur eine Last. Ich bin selbst schuld.* Diese Haltung lässt wenigstens die Hoffnung zu, doch noch zu bekommen, was eigentlich richtig wäre, *wenn ich nur besser, klüger, braver, leiser, dankbarer … wäre.*

Ein kleines Kind weiß nicht: *Ich habe aber komische Eltern.* Sondern es denkt: *So sind Eltern. So sind Menschen ... und ich bin falsch.* Solche inneren Haltungen können, wenn wir sie nicht auflösen, lebenslang wirksam bleiben.

Andere Kinder ziehen den (narzisstischen) Schluss: *Ich bin klasse, und die Eltern sind doof.* Das ist letztlich auch ein Schutzversuch gegen den Schmerz über den fehlenden Widerhall, gegen das Nichtgesehenwerden als ein Wesen mit ganz eigenen Bedürfnissen. Das führt dazu, dass Liebe letztlich vermieden wird, weil in echter Nähe der Schmerz zunächst wieder fühlbar würde. Oft wird die undankbare Rolle des Bittens um Liebe unbewusst dem Partner zugeschustert, wo sie dann bekämpft und als Klammern fehlinterpretiert wird.

«Normaler» Narzissmus ist sehr gesund und äußert sich durch ein stabiles Selbstwertgefühl, das nicht ständig bewiesen werden muss. Menschen mit solchen Eigenschaften ruhen in sich selbst und sind anderen ehrlich und echt zugewandt.

«Verletzte» narzisstische Personen hingegen erkennen sich nicht im Spiegel der anderen. Zu Empathie mit anderen Menschen sind sie, vor lauter Suche nach Bestätigung, nicht fähig. Sie brauchen viel, können aber nur sehr wenig geben. Das führt zwangsläufig zu Konflikten, oft auch zu Burn-out und Depression.

Der «verletzte» Narziss «sucht» ein Gegenüber, das sich reibungslos ganz auf seine Bedürfnisse einstellt. Stress entsteht, wenn dieses Gegenüber es wagt, aus der Rolle des «Komplementär-Narzissten», der sich ganz den Bedürfnissen seiner «Sonne» verschreibt, aus dem fälschlich für Liebe gehaltenen Sichaufopfern aussteigt (was gesund ist) und sich als Person mit eigenen Wünschen und Werten entpuppt. Dieser Stress kann (langfristig) für beide heilsam sein.

Oft wiederholen sich schmerzliche Muster so lange, bis wir sie verarbeitet haben. Freud nannte es Wiederholungszwang. Ich nenne es Wiederholungsnotwendigkeit. Immer wieder geraten wir in ein ähnliches Schlamassel. Die wohlmeinende Umgebung mag dann vermuten: *Die braucht das* (einen Mann, der sie betrügt, der nicht arbeitet; eine Frau, die nie zufrieden ist; Dauerstress). Ich glaube nicht, dass irgendjemand es *braucht*. Nur hätte jede/r, die/der gesünder, flexibler, mutiger ist, schon längst mit Konsequenz Veränderungen eingeleitet oder notfalls auch gehen können.

Ich bin zutiefst überzeugt, dass das, was uns veranlasst, in unguten Konstellationen zu verharren, letztlich der tiefe Glaube daran ist, dass wir das, was wir (als Kind) eigentlich hätte bekommen müssen, doch noch bekommen. Es ist, als ob wir tief innen wissen, was ideale Eltern auszeichnet: *bedingungslose Liebe, Unterstützung, Hilfe, freundliche Worte und Blicke, Verständnis, Lächeln.*

Und eigentlich ist es wunderschön, dass wir uns diesen Glauben bewahren. Es lässt sich allerdings als Tragik bezeichnen, dass dieser wunderbare Glaube uns in die Falle des Verharrens führen kann. Von außen wirkt das oft geradezu unlogisch, sinnlos. Jeder Außenstehende kann klaren Blicks erkennen, dass da nichts zu holen ist, wie eine Klientin irgendwann lachend sagte: *Ich habe voll auf die falschen Leute gesetzt. Vielleicht liebe ich jemanden, der er gar nicht ist.* Aber von innen ist das nicht so leicht. Haben wir die rosarote Hoffnungsbrille erst einmal auf, können wir sie nicht so leicht wieder absetzen. Was ja auch erst mal eine riesige Ent-täuschung bedeuten würde. Es braucht oft Unterstützung, um diese auszuhalten und dem eigentlichen Impuls zum Leben zu verhelfen.

Meine Erfahrung zeigt, dass wir, wenn wir uns auf den Weg machen und uns z. B. auch professionelle Unterstützung holen, immer mehr das bekommen, was wir *wirklich brauchen*. Weil wir dann unsere Lebenskraft zur Verfügung haben. Weil wir, wenn wir uns und unsere echten Bedürfnisse kennen, nicht mehr mit der falschen Eintrittskarte an der falschen Tür klopfen. Und weil wir vermutlich auch auf eine freundliche Art und Weise anklopfen, sodass man uns gern aufmacht. Offen und direkt. Nicht mehr verstohlen, polternd oder mitleidheischend. Weil wir nicht mehr in 100 m Abstand warten und hoffen, dass uns jemand entdeckt. Oder vor der für uns dreifach verschlossenen Eichentür verbleiben, weil wir 100 % sicher sind, dass Mr/Mrs Right genau hinter dieser Tür auf uns wartet. Und leider nicht die andere Tür sehen, die einladend weit für uns geöffnet ist.

Aber irgendwann ist es geschafft, und wir bleiben nicht mehr in

Situationen, in denen die positiven Bröckchen zu klein sind im Vergleich zu den schmerzlichen Brocken. Dann haben wir verstanden, was folgender Buchtitel meint: *Wenn es verletzt, ist es keine Liebe*[5].

Wir alle haben in der Vergangenheit Erfahrungen gemacht, die seinerzeit schwierig waren und die wir *irgendwie* bewältigt haben. Sie sind *gut bewältigt*, wenn wir uns erinnern können und uns weiterhin gut fühlen. Wir wissen, was war und dass es seinerzeit schwierig war. Wir wissen, dass wir damals unser Bestes taten. Heute würden wir vielleicht manches anders machen, aber damals haben wir es in Anbetracht der Umstände sehr gut gemeistert.

Erfahrungen, die wir noch *nicht gut bewältigt* haben, lösen unangenehme Gefühle aus bei bloßem Darandenken. Es gibt Überbleibsel, die zu schaffen machen. Sie sind wie unverdaute Brocken, wie Stolpersteine, die noch im Körper feststecken. Ein (unbewusster) Kontakt mit diesen Erlebnissen löst z. T., wie auf Autopilot geschaltet, blitzschnell unangenehme Emotionen und Verhaltensweisen aus. Bevor wir überhaupt denken können, haben wir schon um uns geschlagen, uns selbst verletzt, zur Flasche gegriffen oder anderes dummes Zeug gemacht.

Ich nenne diese Art unbewältigter, nicht entsorgter Vergangenheit *Altlasten*. Meist gehören unangenehme Gedanken dazu wie *Ich bin selbst schuld, sonst wäre es ja anders gelaufen*. Sie sind wie unverheilte oder schlecht verheilte Wunden. Umgangssprachlich heißt es: *Das ist unter die Haut gegangen. Es sitzt noch in den Knochen*. Man kann auch von einer *energetischen* oder von einer *neurochemischen Narbe* sprechen.

Altlasten können als ein chronisches, unangenehmes Gefühl wirken, das wie ein ständiger Begleiter schon fast zu uns gehört, dessen Herkunft wir meist nicht einmal verstehen. Ein Gefühl von Übelkeit, ein Schmerz an irgendeiner Stelle unseres Körpers, ein Kloß im Hals oder eine übertriebene Eifersucht oder Sorge, die nichts mit der Gegenwart zu tun hat. Oder ein mulmiges Gefühl im Bauch, obwohl eigentlich alles in Ordnung ist. Oder ein Gefühl von Niedergeschlagenheit, obwohl es ausreichend Grund gäbe, zufrieden zu sein. Gefühle also, die sich durch eine hartnäckige Klebrigkeit auszeichnen. Und das, obwohl wir wissen, dass wir eigentlich keine Angst haben müssten, der Körper erwiesenerweise medizinisch gesund ist. Dieses Wissen hilft nur leider nicht, das Störende abzuschütteln.

Die gute Nachricht ist, dass wir mit der EP den unterbrochenen, quasi stecken gebliebenen *emotionalen Verdauungsprozess* zu einem guten Ende bringen können.

Bindung

Naturvölker tragen ihre Kinder sehr lange am Körper. Seit den 50er Jahren ist bekannt, wie wichtig Kuscheln für Äffchen oder Ratten ist. Dass es auch für Menschen wichtig sein könnte, wurde lange belächelt.

Heute ist wissenschaftlich erwiesen, dass Schwierigkeiten mit Bindungen mit einem erhöhten Stressniveau einhergehen[6]. Untersuchungen haben gezeigt, dass der einmal erworbene Bindungsstil (ohne Therapie) zu großer Stabilität tendiert.

Vier Grund-Bindungsstile werden beschrieben: *sicher, unsicher-vermeidend, unsicher-ambivalent, unsicher-desorganisiert. Sicher* gebundene Menschen vertrauen anderen. Sie können um Hilfe bitten und menschliche Nähe genießen. Sie haben ein positives Modell von sich selbst und von anderen. Ein sicherer Bindungsstil ist die beste Voraussetzung auch für gute stabile Beziehungen. Eine gesunde Bindungsfähigkeit ist die Folge feinfühliger Bindungserfahrungen besonders in den ersten Lebensjahren, und sie ist eine gute Grundlage für die Gesundheit und sogar für den beruflichen und privaten Erfolg.

Ein *unsicher* gebundener Mensch hat ein negatives Modell von sich selbst und von anderen, das bedeutet Angst vor Trennung wie vor Nähe. Es kann dann zu den weitverbreiteten *Komm-her/Geh-weg-Beziehungen* kommen. Einer rennt immer gerade weg, der andere hinterher. Dann verkehren sich die Rollen – nur der Abstand bleibt immer gleich groß. Nähe entsteht nicht wirklich.

Es gibt sogenannte Annehmer und sogenannte Ablehner. Erstere meinen aus Liebe alles, was geboten wird, auch annehmen zu müssen. Sie passen sich zu sehr an. Letztere lernen, ohne Menschen auszukommen, und suchen Sicherheit lieber in den *freundlichen Weiten*, in Dingen, im Sport, in der Arbeit.

«Bedingungslose Liebe ist eine unserer tiefsten Sehnsüchte, nicht nur bei Kindern, sondern bei allen Menschen.» (Erich Fromm)

Die wohlhabende Frau S. fühlte sich einsam. Viele hielten sie für glücklich, sie aber sagte über sich: «Ich bin ein Nichts.» Sie hatte niemanden, dem sie sich wirklich nah fühlte und dem sie ihre wahren Gefühle offenbarte.
Die einzige Nähe, die sie kannte, war, wenn sie sich nachts (heimlich) an ihren sturzbetrunkenen Ehemann kuscheln konnte; tagsüber gab es in dieser Ehe nur Verletzungen und Kränkungen.

Die Sehnsucht nach Wärme, Nähe und Geborgenheit ist ebenso angeboren, wie Durst und Hunger es sind. Trotzdem schämen wir uns oft für diese Bedürfnisse. Nähe zu brauchen ist oft mit einem Gefühl von Schwäche gepaart. Vielleicht weil wir klein und schwach waren, als wir existenziell auf Nähe angewiesen waren. Insofern kann es ein erster wichtiger Schritt sein, sich und anderen einzugestehen: *Ich brauche auch*. Erst wenn wir das «zugeben» können, erhöhen sich die Chancen: das, was wir brauchen, auch zu bekommen. Solange wir uns unnahbar geben und als Selbstversorger auftreten, bleibt Nähe schwierig.

Ein unglückliches Paar hatte Dr. Dan Casriel[7] um Unterstützung gebeten. Er riet Ihnen: Ihr müsst nur drei Dinge tun. Erstens: Auf eine spielerische Art und Weise regelmäßig Aggressionen abbauen. Zweitens: Regelmäßig guten Sex haben. Drittens – leider hatte ich diesen dritten Rat vergessen.

Erst Jahre später traf ich sie (glücklich als Paar) wieder und fragte, was das Dritte gewesen sei. Die Antwort war – regelmäßig Bonding. Also sich halten, kuscheln, sich nah sein.
Dan Casriel sagt: «Dein Bedürfnis nach Nähe ist vielleicht das größte Geschenk an andere, die größte Freude, die du mit anderen teilen kannst.»

Auch in der Sexualität leiden viele unter Leistungsdruck. Frauen leiden, wenn Männer gleich «nachher» einschlafen. Möglicherweise ist das ein in Urzeiten entstandener Reflex zur Schnellerholung. Das weibliche Bedürfnis nach seelischer Nähe nach dem Sex ist wahrscheinlich ebenso biologisch begründet. Wenn sich beide hier entgegenkommen, kann er ein bisschen später noch entspannter einschlafen, und keiner jagt nur dem nächsten OrgasMUSS hinterher.

Ein wichtiges Antistresshormon in diesem System ist Oxytocin, das «Neuropeptid der Liebe.» Es dient der Bindung. Oxytocin wirkt protektiv gegen Stress, Depression, Angst und Traumata. Frühe Trennungen und unzureichende Elternfürsorge führen u. a. zu einem niedrigen Oxytocinspiegel. Es kommt sozusagen zu einer pharmakologischen Narbe.

Energetische Psychologie, Bonding-Psychotherapie sowie gelingende Liebe wirken sich vermutlich positiv auch auf den Oxytocinspiegel[8] aus, und ein ausreichender Oxycotinspiegel wirkt sich positiv auf die Liebe aus.

Anmerkungen

1 *«Es bleiben Glaube, Hoffnung, Liebe, diese drei, am größten aber ist die Liebe.» (Hohes Lied der Liebe) «Nun aber bleiben Glaube, Hoffnung, Liebe, diese drei, am größten jedoch unter ihnen ist die Liebe.» (Paulus, 1 Kor 13,13)*

2 *Die meisten Frauen binden sich über Sexualität, weil es im weiblichen Organismus durch Sex zur Ausschüttung von Oxycotin kommt. Die meisten Männer binden sich eher, indem sie Fürsorge und Verantwortung übernehmen. Allen & Harmon (1995)*

3 *Die Fähigkeit zur Empathie ist durch die Spiegelneurone somatisch verankert. Sie sind die Grundlage für Empathie und Intuition und entwickeln sich nur durch angemessene Förderung. Bauer, Joachim (2005)*

4 *Short. Weinspach (2007)*

5 Spezzano (1998)

6 Grawe (2004)

7 Begründer der Bonding-Psychotherapie

8 Uvnas-Moberg, K. & Peterson, M.: Oxytocin, ein Vermittler von Antistress, Wohlbefinden, sozialer Interaktion, Wachstum und Heilung. Z. Psychosomat. Med. Psychother. 51, 57–80

Typische Stolpersteine in der Liebe – Fallgeschichten und Anwendungsmöglichkeiten der Energetischen Psychotherapie

«Richtige Liebe ist viel zu gefährlich, deshalb lieben wir nur ein wenig.» (Udo Lindenberg)

Wir alle wollen geliebt werden, und wir alle wollen lieben. Die Liebe ist aber vielgestaltig und vielschichtig. Vielen Menschen sehen wir Beziehungsnot nicht an, und doch blockiert sie und raubt Energie. Die persönliche Ausstrahlung leidet. Schlechte Erfahrungen in der Liebe können so weit zermürben, dass sie sogar zu einem Karriereknick und zu Krankheitssymptomen führen.

«Ratlosigkeit und Unzufriedenheit sind die ersten Vorbedingungen des Fortschritts.» (Thomas Edison)

Liebeskummer kann als Ausdruck *bindungswilliger Sehnsüchte* verstanden werden. Manche betrachten Liebesstress als eine Art Krankheit, als *soziale Phobie* oder als *Neurose*. Eine Diagnose kann belasten, sie kann aber auch entlastend sein, kann helfen, sich besser zu verstehen, zu wissen, dass wir nicht allein sind und dass es Hilfe gibt. Anderen bekommt es besser, den Kummer rund um die Liebe als ein (völlig normales) Thema für ein Coaching zu verstehen.

Oft benötigt man jemanden, der weiß, wo genau der Konflikt liegt, damit die größte Hebelkraft entsteht, oder ob jemand erst einen Bezug zu sich selbst bekommen muss oder einen Zeugen braucht, der nicht mit vorschnellen Lösungsangeboten kommt. Wo ein Anspruch besteht, immer gut drauf zu sein, ist oft ein erster Schritt, den Kummer zu erlauben, sich anzunehmen lernen auch im Leiden, in der Hilflosigkeit und Ohnmacht.

Erfahrene Reisebegleiter sind da oft hilfreich. Sie behalten im

Gelände die Orientierung, wissen um die nötige Ausrüstung, welche Schätze es zu entdecken gibt und wie diese zu heben sind. Mit einem Experten an der Seite sind wir oft leistungsfähiger.

Wer sich grundsätzlich wohlfühlt in der eigenen Haut (selbst wenn mal nicht alles im Leben wunschgemäß läuft), kann authentisch, gelassen und überzeugend sein, also *echt*. So lassen sich andere Menschen leichter gewinnen, und wir finden eher den Menschen, der zu uns passt. Weil wir dann weder Wunder erwarten noch Rettungsanker suchen oder ein ununterbrochenes Glücksversprechen. So müssen wir «aus Liebe» nicht «zehn Augen» zudrücken oder uns so verbiegen, dass wir uns nicht mehr selbst erkennen.

Aus allen folgenden Beispielen lässt sich erkennen, wobei die EP-Techniken hilfreich sein können:

- Sie glätten das emotionale Erleben.
- Sie unterstützen die emotionale Selbsthilfe durch schnelles Auflösen von belastenden Erinnerungen.
- Sie erleichtern es, eine ausreichende Selbstachtung zu entwickeln.
- Sie helfen, das Selbstwertgefühl zu stärken.
- Sie helfen, Entwicklungsblockaden zu überwinden.
- Sie helfen, Ängste vor kommenden Katastrophen zu überwinden.
- Sie helfen, Zuversicht und Wohlbefinden zu steigern.
- Sie helfen, angemessene Toleranz zu entwickeln.
- Sie erlauben, Gefühle von Sicherheit und Kompetenz zu stärken.
- Sie unterstützen zieldienliche, also erfolgversprechende innere Vorstellungen.

Verknotungen in Liebesbeziehungen – Wie Energetische Psychologie Lösungen bahnt

Was wünschen wir uns alles (zu Recht) von einer guten Verbindung: Physiologische Bedürfnisse sollen angenehm befriedigt werden (Essen, Trinken, Wärme, Sicherheit, Schutz). Ebenso unser angeborenes Bedürfnis nach Bindung, nach Freiheit, Herausforderung, nach Anregung und Sinnenfreude.

Hier gibt es Klippen in Form unerfüllter Wünsche (z. B. endlich bekomme ich alles, was ich immer schmerzlich vermissen musste), ungelöster Konflikte (z. B. etwas zwar wollen, gleichzeitig aber unbewussten Verboten unterliegen), offener Rechnungen (z. B. abgewürgte Wutanteile). Typische Ängste gibt es zu regulieren: *«Wenn ich jemandem nah bin, ... muss ich mich aufgeben/bin ich ausgeliefert/werde ich kontrolliert/bin ich zu viel/muss ich einen hohen (emotionalen) Preis bezahlen usw.»*

Wir fühlen uns schlecht, weil andere uns vergessen, zu spät kommen, sich entziehen. Wir leiden, weil wir verlassen, betrogen und ausgenutzt wurden. Weil wir uns haben verletzen lassen und nicht gut für uns sorgen konnten.

Wir schwanken zwischen der Sehnsucht nach Bindung und dem Bedürfnis nach Autonomie. Wir wollen eine Burg, sie soll aber kein Gefängnis sein. Wir wollen die Sicherheit der Verbindung, sie soll aber auch nicht langweilig werden. Wir wollen Gleichmaß, Gemütlichkeit, Normalität, aber auch Abenteuer, Passion, Abwechslung. Wir haben tiefliegende Beziehungsängste, komplexe Themen, die oft unbewusst sind. Manche Menschen geben sich mit Ersatz zufrieden: Macht, Erfolg, flüchtige Beziehungen. Sowohl die Liebe als auch der Sex können überfrachtet werden durch Wünsche nach Macht, Harmonie, Selbstwert oder Lebenssinn. Manche leiden, weil ihr Partner zu selten oder zu oft Sex will. Beide fühlen sich ungeliebt und ungewollt. Wir grollen, können nicht verzeihen, sitzen auf einem Pulverfass angestauter Gefühle. Viele sind nicht gewohnt, über Dinge zu sprechen, die ihnen unangenehm sind.

Andere leiden und bemühen sich (zu lange), ein schwieriges Gegenüber zu verstehen. Wieder andere zittern vor bestimmten klärenden Gesprächen. Und wieder andere zittern schon vor dem ersten Schritt wie z. B. dem ersten Treffen. Und wer ist schon wirklich cool, wenn es um die Liebe geht?!

Panik vor dem ersten Date

Jochen, hoch kompetent und belastbar in seinem Beruf, sportlich, mutig und gebildet, war privat, wenn es um Frauen ging, hölzern, eher unbeholfen und hatte keine guten Flirt- und Smalltalkfähigkeiten. Ihm fehlte die spielerische Leichtigkeit. Seine inneren Begleiter waren keine ermutigende Rückenstärkung, sondern hinderliche Furien. So machte er sich in Flirtsituationen Gedanken, was seine Eltern, Freunde und sogar völlig Unbekannte in diesem Moment über ihn denken könnten. Kein Wunder, dass er unter diesem Druck nicht gerade attraktiv wirkte. Er geriet unter Stress, scheiterte und rutschte in lang anhaltende Selbstwertkrisen.

Ein Selbstwert-Workshop und die Übung, in solchen Situationen so alt zu bleiben, wie er tatsächlich ist, ließen ihn wesentlich gelassener bleiben. Daneben mussten ein paar schlimme Erlebnisse aus der Vergangenheit entschärft und Fähigkeiten für zukünftige Begegnungen, sein Abgrenzungsvermögen gegen innere und äußere Verfolger gestärkt werden.

Er fand einen motivierenden Leitspruch, der ihm Spaß und Mut machte. Er fand ihn bei Richard Bandler, dem NLP- und Flirtmeister: «Sooner or later you will be MINE.»

Gefühle von Hoffnungslosigkeit – Wie Energetische Psychologie Mut und Ausdauer unterstützt

Ich kenne viele Singles, die sehr gern einen Partner hätten. Und weil es bisher nicht geklappt hat, denken sie, es würde auch in der Zukunft nichts. «*Es hat keinen Zweck. Die Wahrscheinlichkeit, in meinem Alter von* einer Kokosnuss erschlagen zu werden, ist größer als die, einen Partner zu finden.» Als ob die Zukunft nicht anders werden könnte als die Vergangenheit!

Verleugnung – Größte Hoffnungslosigkeit

Frau N. suchte wegen körperlicher Beschwerden und Depressionen professionelle Hilfe. Sie war etwas vorgealtert und leicht pummelig. Im Lauf der therapeutischen Zusammenarbeit besserte sich ihr Zustand in vieler Hinsicht. Sie bearbeitete verschiedene Altlasten (eine unberechenbare Mutter, ein fehlender Vater), suchte sich eine schönere Wohnung, pflegte liebevoll ihren Garten und begann sich gesünder zu ernähren. Sie schaffte sich sogar eine Katze an: «Von ihr lerne ich ganz viel.»
Aber trotz aller Fortschritte mied sie das Thema Liebesbeziehungen.
Nachdem im weiteren Verlauf genügend Freundinnen, sogar ein Freund in ihrem Leben vorhanden waren und sie zunehmend Vertrauen aufbaute, fühlte sie sich ausreichend stabil, ihre unglücklichen Liebesbeziehungen zu bearbeiten. Eine Geschichte von sexuellen Übergriffen durch Vertrauenspersonen in der Pubertät und eine langjährige Ehe, in der sie fast ständig Angst erlebt hatte. Am Ende, nach der erfolgreichen Behandlung, sagte sie: «Ich möchte endlich lebendig werden – in einer Beziehung.»
Inzwischen 60-jährig – sieht sie deutlich jünger, weicher und schöner aus.

Kein Fünkchen Lebenslust mehr

Herr B. traute sich nicht, sich aus einer frustrierenden Dreiecksbeziehung zu lösen. Er war von den damit verbundenen Liebeskonflikten so zermürbt, das alles nur noch «grau in grau» erschien. Er war des Lebens müde und fühlte sich «wie abgestorben».
Mit Hilfe der EP konnte er zunächst seine Verzweiflung, dann seine Läh-

mung überwinden, die Trennung realisieren und zuversichtlich nach einer besseren Verbindung suchen.

Gefühle von Hilflosigkeit – Wie Energetische Psychologie Handlungsfähigkeit fördert

Es ist sehr unangenehm, sich hilflos und ausgeliefert zu fühlen. Hilflosigkeit und Ohnmacht können krank machen. Erlernte Hilflosigkeit, ein häufiger Nebeneffekt weiblicher Rollenmodelle, führt oft zu Depression und Angst. Zum Glück sind wir häufig willensstärker, als wir selbst ahnen. Wir müssen «nur» aus der scheinbar abhängigen Rolle heraustreten.

Viele Menschen erleben sich hilflos, sobald sie eine/n Partner/in suchen oder in einer Liebesbeziehung stecken. Und irgendwie macht eine gewisse Unsicherheit ja auch den Charme der Verliebtheit aus, wenn wir, egal wie jung oder alt, weiche Knie bekommen, erröten, stammeln und kichern. Aber auch hier kann es zu viel des Guten geben.

Verhalten wir uns wie ein verschüchtertes Häschen, das sich am liebsten versteckt, dann werden wir allenfalls für andere Häschen, besonders aber für Füchse interessant sein. Präsentieren wir uns als Hai, werden wir mehrheitlich andere Haie oder mutige Missionare anziehen.

Kaninchen vor der Schlange

Eine Lehrerin mit fehlender Durchsetzungskraft fand dank Hypnoanalyse (Kombination von Hypnose und Psychoanalyse) etliche unbewältigte Szenen ihrer Kindheit wieder und konnte diese erfolgreich mit EP behandeln. Gelernt hatte sie als Kind, sich zu verleugnen, wegzuducken, sich steif und unlebendig zu machen.

Nun berichtete sie voller Stolz, dass sie sich endlich ihrem Lebensgefährten gegenüber freundlich, leicht und klar durchsetzen kann. Und selbst andere Konflikte mit Mutter, Nachbarn und Arbeitskollegen, die sie über Jahre nicht hatte klären können, konnte sie jetzt lösen.

Aufgescheuchtes Huhn

Eine erfolgreiche Geschäftsfrau, die hinter ihrer betont perfekten Fassade an vielen Selbstzweifeln litt, hatte immer wieder sehr unbefriedigende Liebesbeziehungen. Als wieder einmal eine Beziehung zu Ende ging, bat sie um professionelle Unterstützung.
Im Coaching wurde schnell deutlich, dass sie ein Händchen für einschüchternde Besserwisser hatte. In Liebesbeziehungen fühlte sie sich selbst immer wieder verwirrt und verloren wie ein kleines Kind. Sie erlebte den jeweiligen Mann als überlegen, wiewohl sie selbst finanziell und oft auch intellektuell überlegen war. Wie früher als kleines Mädchen um die Aufmerksamkeit des Vaters, so kämpfte sie heute noch um männliche Aufmerksamkeit. Sie kam nicht mehr recht zum Arbeiten, vergaß die Bedürfnisse ihres Sohnes und verlor mehr und mehr ihr Selbstbewusstsein. Während des Coachings wurde ihr deutlich, wie oft sie sich in Liebesdingen viel jünger gefühlt hatte, als sie es eigentlich war. Sie lernte, dafür zu sorgen, dass sie innerlich erwachsen blieb.
Als Nächstes nutzten wir die Klopftechnik, um unterschiedlichste Befürchtungen vor Beziehungsverlust abzumildern. So konnte sie sich endlich aus der für sie frustrierenden Beziehung lösen. Sie hatte den Mann finanziert, bekocht, gepflegt und sich dafür kenntnisreiche Abhandlungen über den Unsinn allen Tuns angehört. Dennoch war es die beste Beziehung, die sie bisher gehabt hatte. Er behandelte sie zwar nicht gut, aber doch immerhin nicht (wie frühere Partner) aktiv schlecht.
Sie wusste noch nicht, dass es für sie einen anderen und vor allem einen Besseren geben könnte. Dann erarbeitete sie sich einen neuen mutmachenden Glaubenssatz: «Ich bin ein glitzernder Magnet für Gutes.»

Danach merkte sie, dass es durchaus «Männer von Format» gibt, die ihr Avancen machen. Sie bemerkte aber auch, wie sehr sie das verunsichert und dass sie befürchtet, gleich völlig vereinnahmt zu werden. Mit weiterer Unterstützung lernt sie sich mehr zu öffnen und abzugrenzen – sogar bei einem Mann, der ihr wirklich sehr gefiel.

Selbstentwertung – Wie Energetische Psychologie den Selbstwert stärkt

Nach Virginia Satir sind 90% aller menschlichen Probleme in einem unzureichenden Selbstwertgefühl begründet. Und in der Liebe wünschen wir uns dann, dass uns andere gerade auch *für* unsere vermeintlichen Mängel lieben. Dabei ist es ja schon toll, wenn uns jemand mit unseren Mängeln liebt – *wegen* muss gar nicht sein. Aber was, wenn er oder sie dann gelegentlich überkritisch mit uns ist, weil er/sie Models, Sternchen oder Hochglanzfotos im Hirn hat? Müssen wir uns dann nicht erst recht zu schützen wissen? Es ist also unerlässlich, sich mit einem emotionalen Schutzschild auszustatten, d. h. das eigene Selbstwertgefühl zu stärken (S. 82).

Und wieder: Wir können der Liebe eines anderen Menschen erst trauen, wenn wir *uns* (!) annehmen und selbstwirksam für uns sorgen können.

Anna – Selbsthass wandelt sich zu: Ich habe etwas Besseres verdient

Es war kein Fünkchen Hoffnung mehr in ihr. Weder für die Ehe noch für ihr eigenes Leben. Sie fragte sich immer wieder: «Was mache ich falsch? Warum bleibe ich gerade bei diesem Mann? Warum? Warum lasse ich mich so schlecht behandeln? Wieso sorge ich nicht besser für mich? Bin ich so krank?» Eigentlich durchaus nützliche Fragen. Wenn sie aus einem freundlich liebevollen Interesse kommen. In diesem Fall kamen sie leider direkt

aus dem strafenden Über-Ich und führten umso tiefer in Scham und Selbstabwertung.
Sie lernte, sich (!) auch mit diesen Gefühlen und Gedanken anzunehmen. Dadurch wurde ihr schon etwas leichter. Sie lernte, Ausnahmen in Form positiver Inselerfahrungen mit Hilfe der EP zu verankern (S. 104 ff.).
Was hielt sie so wirksam in dieser versagungsreichen Beziehung? Es war die kindliche Hoffnung. Etwas in ihr glaubte ausdauernd an die positive Wende. Die Hoffnung als positive Ressource wurde konstruktiv verankert. Die Schuldgefühle, die sie in der Beziehung mit dem leidenden Partner hielten («Ich muss ihn retten. Ohne mich kann er nicht»), wurden mit Hilfe der emotionalen Selbsthilfe (S. 62 ff.) entschärft. Damit war die Wende geschafft: «Ich habe was Besseres verdient» wurde für sie wahr. Inzwischen hat sie einen guten Partner und ist fest liiert: «Er interessiert sich. Er fragt nach. Er gibt mir Feedback. Er begehrt mich, und er kann gut mit meinen Kindern umgehen.»

Typische Liebesnöte – Wie Energetische Psychologie hilft, sie zu verdauen

Ungewollt allein

Es tut weh, ungewollt allein zu sein. Wir sind soziale Wesen, wir brauchen Nähe. Manchmal schämen wir uns noch für die eigene Not, dann wird es doppelt schwer. In der Not greifen wir manchmal zu problematischen Trostmittelchen in Form von «Pille oder Pulle». Das kann kurzfristig helfen, aber auf Dauer ist es keine (gute) Lösung. Schlimmstenfalls «lernen» wir sogar, wir könnten nur mit dem vermeintlichen Hilfsmittel konzentriert sein, lustig, mutig, sexy oder entspannt. Es ist legitim, sich *vorübergehend* Hilfsmittel zu erlauben – vorausgesetzt, man ist nicht suchtgefährdet oder versäumt darüber andere Lösungen.

Eine Trennung ist immer schmerzlich. Besonders wenn wir betrogen wurden, unser Ex oder unsere Ex alles Gute zu haben scheint und wir ungewollt allein sind. Unfreiwillige, nicht selbst entschiedene

Trennungen wie Scheidungen oder Todesfälle sind oft schwer zu verdauen. Wenn sie zu lange quälen, kann die EP helfen, Trauer, Wut, Scham, Resignation etc. zu überwinden.

Eifersucht

Eifersucht kann ein sehr angemessenes Gefühl sein, und dann lässt sie sich nicht wegklopfen, egal wie gern wir das täten. Dysfunktionale Eifersucht, d. h. eine Eifersucht, die in der Gegenwart keinen Grund hat, kann sich hingegen auflösen, besonders schnell durch die EP (S. 62 ff.).

Lieben bedeutet immer auch, verletzbar zu werden. Es braucht eben eine gewisse Stärke, um Schwäche zu wagen. Die Person, die zu ihrer Liebe steht und vielleicht auch einmal leidet, ist deswegen eigentlich stärker als der «Lonesome Cowboy», die Unnahbare, «Starke».

Der Schmerz über fehlende Liebe zeigt wie durch ein Vergrößerungsglas Bruchstellen im Selbstwertgefühl.

Jeder Mensch möchte beachtet werden

Bei der Liebe geht es immer wieder auch um das Thema *Beachtung*. Beachtet zu werden ist lebensnotwendig. Es gibt Forschungsergebnisse, die zeigen, dass wir krank werden und sogar sterben können, wenn wir nicht genügend beachtet werden. Beachtung und Bindung sind das Einzige, was wir uns als Erwachsene nicht allein geben können. Wir bleiben diesbezüglich auf andere Menschen angewiesen. Und das ist gut so, weil es die Voraussetzung für soziale Gefüge ist. *Wir müssen auch real ausreichend Beachtung bekommen, um sie später uns selbst und anderen geben zu können.*

Man kann Beziehung rosarot sehen, *lieber eine stabile Illusion als ganz allein.*

Man kann Beziehung auch schwarz sehen, *auch ein stabiles Feindbild bietet Orientierung.*

Hass durch mangelnde Beachtung in der Kindheit

Die Unternehmerin Yvonne hasste alle Männer und sehnte sich gleichzeitig nach der ganz großen Liebe. Das war eine Zwickmühle.
Wir entschärften zunächst die Bürden der Vergangenheit: Erfahrungen mit einem alkoholkranken Vater und einer Mutter, die zu abhängig war, um zu schützen. Positive Ressourcen der Vergangenheit wurden verstärkt: Z.B. hatten ihr Bücher gezeigt, dass die Welt anders sein kann, und ihr Hund war ihr treuester Seelenfreund.
In der Gegenwart kam es immer noch wiederholt zu Übergriffen und Enttäuschungen. Sie wusste sich nicht zu schützen und fühlte sich übelst verraten.
Erst als wir im Coaching Abgrenzungs- und Selbstwertfähigkeiten aufgebaut hatten, wurde ihr Leben lebbarer.
Von nun an bewältigte sie Frustrationen ohne große Schimpftiraden und vor allem ohne Kontaktabbrüche. Sie konnte dann auch beginnen, ihre Vergangenheit anzunehmen. Sie wagte zu zeigen, wenn sie jemanden mochte, und begegnete dabei wirklich ihrem Märchenprinzen. Sie heiratete und sagte nach einiger Zeit: «Die Ehe ist viel besser, als ich je gedacht hätte.»

Kampf um Liebe

Jasmin, eine Künstlerin mit internationaler Karriere, konnte ihr Leben sehr gut regeln. Sobald sie aber in einer Beziehung war, geriet sie immer in dieselbe Falle. Als ob ihr Leben davon abhinge, dass sie ihrem Partner gefalle und von ihm begehrt werde. Sie war nur noch damit beschäftigt, darüber nachzudenken, wie oft er sie anrief, und nach einem Anruf grübelte sie sofort misstrauisch über Inhalt und Klang seiner Stimme nach. «Meint er es ernst? Fand er sie toll??» Sie wusste nur noch, was er brauchte. Sie kochte, was er mochte, sie ging an Orte, die ihm gefielen, sie hatten Sex, wann und wie er wollte. Sie war so nah an ihm dran, dass er zunehmend Distanz in die Beziehung brachte. Was zu noch mehr Anstrengung ihrerseits führte. Er sagte gelegentlich Dinge wie «Ich finde dich ganz super, und ich würde mir so wünschen, ein Kind mit dir zu bekommen. Aber ich muss frei sein.» Dann war seine Körpersprache wieder zärtlich und zugewandt, die Sexualität innig. Aber seine Worte sorgten regelmäßig für eine kalte Dusche. Welche Botschaft sollte sie ernst nehmen? Ihre Sehnsucht mochte zu gern glauben, dass er sich schon für sie entscheiden würde, wenn sie nur lange genug warten würde – ohne ihm Druck zu machen.

Sie musste lernen, seine Worte ernst zu nehmen und dass dieser Mann sich nicht über Sex bindet. Er schlief gern mit ihr. Sie war verliebt und wollte mehr. Später zeigte sich ihre Angst vor Einsamkeit, ihre Angst, verlassen zu werden (in ihrer Herkunftsfamilie hatte sie «double binds» erlebt – komm her/geh weg – Doppelbotschaften). Sie fühlte sich «schutzlos, wie Treibsand». Nachdem die zugrunde liegenden Themen erfolgreich behandelt waren, konnte sie ihm sagen, dass sie sehr gern mit ihm eine Zukunft aufbauen wolle. Wenn er sich aber nicht für sie entscheiden könne, würde sie lieber ganz auf den Kontakt verzichten und sich jemanden suchen, der wirklich mit ihr sein wollte.

Unerwiderte Liebe

Blick für die falschen Leute

Herr K., klug, intelligent, humorvoll, warmherzig, sensibel, bindungswillig, geriet immer wieder an Frauen, die schroffe Machos bevorzugten. Mit seiner Sexualität wollte keine zu tun haben. Die gemeinsame Arbeit umfasste die Stärkung von Selbstannahme, Aufbau einer guten inneren Selbstbeziehung, Neutralisieren von Altlasten, Förderung von Hoffnung und positiven Zielvisionen. Allmählich selbstbewusster, fand er Beziehungspartnerinnen, die sich an seiner zärtlichen Sinnlichkeit zu freuen wussten.

Dreiecksbeziehung

In Corinnas Leben hatte sich einiges verbessert. In ihr Leben war zumindest schon einmal ein guter Mann getreten. Die jetzige Beziehung war in vielen Punkten besser als frühere. Da waren mehr Freude und Verbindung. Aber er stand noch nicht (ganz) zur Verfügung, denn er konnte sich nicht entscheiden, seine Frau zu verlassen. Sinnlosigkeit, Lähmung, Resignation machten sich in Corinna breit.

Im Coaching zeigten sich völlig vergessene schmerzliche Erinnerungen an eine Jugendliebe. Aber erst nachdem einige der «Big Five»-Lösungsblockaden (in ihrem Fall: Selbst- und Fremdvorwürfe, Loyalitätskonflikt mit unglücklichen Eltern) aufgelöst waren, ging es sichtbar voran. Danach wirkte die emotionale Selbsthilfe: Resignation, enttäuschte Liebe, Wut, Erinnerungen an die selbstbezogene Mutter wurden überwunden. Die positiven Ergebnisse wurden abschließend gefestigt, und ein positiver Zukunftsentwurf auch für Krisenzeiten wurde entworfen und neuronal verankert (S. 113 ff.). So konnte sie sich schließlich aus der unerquicklichen Dreiecksbeziehung lösen.

Ohne Mann bin ich ein Nichts

Frau N., eine selbständige Trainerin, hatte erfahren, dass ihr Mann sie jahrelang betrogen hatte. Eine Wiederannäherung gelang nicht. Es kam zur Scheidung. Sie reagierte depressiv, war wie betäubt, konnte nicht mehr schlafen, nicht mehr essen. Sie sagte über sich: «Ohne Mann bin ich ein Nichts.»

Wir arbeiteten ausgiebig an ihrer Selbstannahme. Das half ihr, sich mit ihren momentanen Gefühlen anzunehmen und nicht noch zusätzlich für ihr Unglück abzuwerten. Dann arbeiteten wir an ihren Schamgefühlen und dem Gefühl von Nichtigkeit. Endlich zeigte sich ihr Schmerz, sie konnte trauern und sogar Wut empfinden.

Es wurden frühere Selbstwertthemen bearbeitet (S. 99 ff.), die Folge einer einsamen Kindheit und unglücklichen ersten Liebe waren. Einige schmerzliche Szenen, aus denen sie fälschlich abgeleitet hatte, dass sie wertlos sei, wurden aufgelöst (S. 61 ff.). Auch der Tod der Eltern musste verarbeitet werden, «Mein Herz ist mehrfach gebrochen».

Sie fand allmählich wieder Boden unter den Füßen. Sie gewann an Initiative, konzentrierte sich auf Unternehmungen, die ihr Spaß machten und die in der Ehe in den Hintergrund gerückt waren. Da sie an Selbstwert gewann, wurde der Ex nicht mehr idealisiert, und sie konnte sehen, dass sie in der Ehe auch gelitten hatte. «Eigentlich war ich schon in der Ehe allein.» Nach ausgiebiger Trauerarbeit und Auflösung heftigster Selbstvorwürfe, was sie alles hatte mit sich machen lassen, fühlte sie sich wie befreit. Sie meldete sich bei einer Partnervermittlung an und lernte neue Männer kennen. Den Frust, dass nicht sofort der Richtige zu finden war, galt es zu beklopfen. Dann wurden Ausdauer und Freude am Entdecken mit EP gestärkt. Sie musste ebenso lernen, sich mehr an Tatsachen zu orientieren als an Hoffnungen. Denn manche Männer ließen sie nicht klar wissen, woran sie mit ihnen war. Hier war wiederholt die Arbeit an den Themen Hoffnung, Ausdauer und Selbstwert nötig. Endlich gewann ihr Leben an Farbe und Freude. Als die Krise komplett überwunden war, sagte sie: «So gut wie jetzt habe ich mich noch nie gefühlt.»

Misstrauen oder Vertrauen in der Liebe

Ob wir mit Liebesangst oder mit Liebeslust in eine Beziehung gehen, macht einen großen Unterschied. Positive Erwartungen, Hoffnung, Freude, Geduld und Dankbarkeit führen dazu, dass Herz und Gehirn besser zusammenarbeiten. Bei (positiver) Motivation erleben wir uns als *Schöpfer/in* und *Gestalter/in*; bei Angst als *Opfer* bzw. ausgeliefert. Die Funktion der Hoffnung besteht darin, alle Kräfte zu mobilisieren und sich in einen Zustand zu versetzen, der dem Ziel dienlich ist.

Wenn wir denken: *Ich bin eine Mogelpackung. Wenn er/sie mich wirklich kennenlernt, wird er/sie schon merken, dass an mir nichts zu lieben ist,* dann fühlen wir uns mies, handeln verkrampft und verstört. Wissen wir hingegen: *Ich bin gut genug. Ich bin einfach ich und ein ganz eigener Lottogewinn, Bingo,* dann fühlen wir uns klasse, haben verheißungsvolle Bilder im Kopf und verhalten uns entspannt, offen, humorvoll, verspielt, kurzum: einladend, attraktiv und verführerisch.

Manchmal gibt es spontane Glückstreffer, plötzlich hat man die berühmte Nadel im Heuhaufen gefunden. Bei anderen gibt es mit jeder wechselnden Partnerschaft eine Tendenz zur Verbesserung,

Sie können überlegen, was in Ihrer Beziehung bei allem Unglück schon etwas besser ist als in der vorangegangenen. Analog lässt sich das auch auf das Alleinsein beziehen. Wie gelingt das Alleinsein schon etwas besser als beim letzten Mal? Meist vergleichen wir uns ja mit anderen. Besser ist es, wenn wir uns mit uns vergleichen, wie wir in der Vergangenheit waren.

Ich will erst herausfinden, wer überhaupt zu mir passt

Frau B. hatte endlich eine Verabredung mit einem Mann, der ihr gefiel. Da sie sich zwar für eine gute Wissenschaftlerin, jedoch nicht für eine attraktive Frau hielt, empfand sie keineswegs Vorfreude. In einem Selbstwert-Workshop zur Verbesserung ihrer emotionaler Kompetenz lernte sie mehr Selbstsicherheit. Sie lernte, mit möglicher Ablehnung und Enttäuschung unter Wahrung ihres Selbstwertgefühls umzugehen. Sie lernte, sich in ihren charmanten Eigenarten zu entdecken.

Vor allem aber die Veränderung zentraler Glaubenssätze wie «Niemand braucht mich» oder «Ich bin eine Pest» bewegte Berge. Es tat ihr gut, dass von ihr geschätzte Gruppenteilnehmer in ihr eine schöne Frau sahen, die vieles zu geben hat (S. 94 ff.). Sie lernte, auch außerhalb der Gruppe Hilfe anzunehmen, ging zu einer Schmink- und Stilberaterin. Die restlichen Sorgen vor einem Treffen konnte sie mittels emotionaler Selbsthilfe aus der Energetischen Psychologie in den Griff bekommen. Schon nach wenigen Wochen konnte sie Begegnungen mit dem anderen Geschlecht positiv erleben. «Ich sammle jetzt erst mal Erfahrungen. Ich will erst mal herausfinden, wer überhaupt zu mir passt.»

Swingerpartys

Eine Angestellte, Frau M., «musste» immer wieder zu Swingerpartys reisen. «Ich finde es dort gut, weil mir alles Gefühlsduselige unangenehm ist.»
Sie hatte eine regelrechte Sucht entwickelt und war fast nur noch damit beschäftigt, zu recherchieren, wo die nächste Party stattfand und wie sie das Geld zusammenbekäme, um dorthin zu reisen. Als ich sie beschreiben ließ, was dort besonders schön für sie sei, sagte sie: «Nachdem wir uns ausgetobt hatten, lagen wir friedlich aneinandergekuschelt über lange Zeit einfach nur so nebeneinander. Es gab keine Eifersucht, und wir waren alle glücklich miteinander.»
Für mich klang das nach Bonding (Bindung). Sie war im Inneren wohl doch heimlich auf der Suche nach Zärtlichkeit. Wir verankerten in ihr die dort erlebten Glücksgefühle (S. 106), sodass die Wunde des Mangels (Folge einer dysfunktional zerstrittenen Familie, in der sie emotional extrem allein gewesen war) heilen konnte. Ihr hatten «einfach» Grunderfahrungen an Zärtlichkeit gefehlt.
Diese Arbeit brauchte in all ihren Facetten nur wenige Stunden. Danach hatte sich ihre Sucht aufgelöst. Sie konnte sich wieder ihrem Alltag widmen. Später fand sie einen warmherzigen Mann, mit dem sie eine eigene Familie gründete, in der sie glücklich ist.

Liebe in einer Familie mit Kindern

Mit Kindern ist es eine noch größere Kunst, Liebesbeziehungen frisch und lebendig zu erhalten. Herausforderungen wie Schlafmangel, Zeitdruck, verschiedene Erziehungsstile, häufig auch finanzielle Belastungen, Verunsicherungen und eine gewisse soziale Isolation hinterlassen Spuren.

Wir lieben uns nicht mehr

Sie hatten eine gute Beziehung. Beide hatten einen guten Beruf und Freude aneinander, machten schöne Urlaube. Mit den Schwiegereltern kamen sie gut aus.

Aber als das zweite Kind zwei Jahre alt wurde, war es nur noch ätzend zwischen ihnen. Es gab immer häufiger Streit. Er wollte immer mal wieder Sex. Sie wollte immer mal wieder reden. Sie konnten sich nicht einigen und kamen sich nicht näher. Sie waren mit ihrem Latein am Ende. Dann hatte er auch noch eine Affäre. Sie war außer sich und kam in die Beratung – allein (weil er meinte, sie würden mit allem allein fertig).

Es wurde deutlich, dass sich einiges angestaut hatte. Wir reduzierten mit EP zunächst ihren (verständlichen) Groll, ihren Frust, die Enttäuschungen und Kränkungen (S. 75). Wir arbeiteten an ihrem Selbstbewusstsein. Bis auf weiteres wurde jedes Problemgespräch in der Beziehung verboten. Lediglich die Erinnerung an den glücklichen Anfang ihrer Verbindung, an Hoffnungen, an glückliches Miteinander und positive Ausnahmen war erlaubt. Auch Wünsche in Form von Bitten durfte sie äußern, sofern das ohne Vorwürfe ging.

Später planten wir, mit welchen EP-Techniken sie vor unumgänglichen Problemgesprächen zunächst in einen möglichst guten Stimmungszustand käme. Wir spielten verschiedene mögliche Szenarien durch, u. a. wie sie gern mit provokativen Ungeschicklichkeiten seinerseits umgehen wolle.

Nach einigen Sitzungen tauchten Erinnerungen an die schwierige Ehe ihrer Eltern auf. Nach erfolgreicher Bearbeitung dieser Altlasten (S. 79) konnte sie sich mit Freundinnen offen über ihre Not austauschen, was sie vorher aus Scham vermieden hatte.

Sie bemerkte, dass sie gelassener mit den Kindern blieb, mit sich selbst und auch mit ihrem Ehemann. Sie erkannte, dass auch er in einer verzweifelten Gesamtsituation auf seine Art Trost gesucht hatte und dass er jetzt ernsthaft an ihrer gemeinsamen Ehe interessiert war. Sie wurden allmählich wieder glücklich miteinander.

Nur allein bin ich frei und lebendig

Martin wollte eine Beziehung, aber er wollte auch frei sein und sich nicht auf eine Frau festlegen. So schwankte er zwischen beidem und lebte mal den einen, mal den anderen Pol. Nach innigem Zusammensein regte sich in ihm nach kurzer Zeit umso heftiger der Freiheitsdrang. Er litt, wenn er sich binden wollte, und er litt, wenn er ungebunden war. Immer wieder machten Frauen sich Hoffnung, und er musste sie enttäuschen. Schnell verlor er in einer Beziehung das Gefühl, dass er selbst Nähe wollte. Erst nach einer Trennung spürte er seine Trauer und das schmerzliche Vermissen der Nähe. Er konnte sich auf kein anderes Thema mehr konzentrieren und suchte Hilfe.
Zunächst arbeiteten wir an der Selbstannahme, da er sich für sein Problem massiv verurteilte. Dann erarbeiteten wir, was er sich durch seine «Freiheit» versprach. Es war ein Gefühl von Lebendigkeit und Lebenslust. Er klopfte, während er intensiv wiedererlebte, wie toll es ist, sich völlig frei und absolut lebendig zu fühlen. Die exorbitant guten Gefühle regulierten sich nach kurzer Zeit auf ein gesundes Maß. Dann stellte er sich vor, wie wunderbar es ist, mit einer tollen Frau zusammen zu sein: die Innigkeit, Nähe, Wärme, Lust. Und auch diese exorbitant schönen Gefühle wurden beklopft und pendelten sich auf ein gesundes Maß ein. Anschließend ließ ich ihn die 16 Punkte der emotionalen Selbsthilfe klopfen: immer abwechselnd an einem Punkt die positive Ungebundenheit und am nächsten die positive Verbundenheit. Plötzlich fiel ihm ein, dass der Vater die Familie verlassen hatte. «Bis dahin dachte ich immer, ich hätte nichts vermisst, weil man ja nichts vermisst, was man nicht kennt.» Erschüttert erlebte er lang vergessene Gefühle. Am Ende eines emotional hochintensiven Prozesses hatte er Frieden mit seinem Vater geschlossen. Nach einiger Zeit konnten wir daran arbeiten, dass er sich sehr schnell eingeschränkt und unfrei fühlte. Auch hierbei kamen viele verschüttete Kindheitsgefühle zum Fließen. Überrascht stellte er fest, wie wenig geliebt er sich gefühlt habe. Allmählich konnte sich seine Bindungssehnsucht freischwimmen mit Sätzen wie: «Ich bin frei, und ich brauche Nähe. Ich schulde dir nichts. Ich kann immer noch gehen, wenn ich will.

Immer mit der Ruhe.» Er lernte, sich in Beziehungskonflikten auseinanderzusetzen, mitzubestimmen und nicht alles der Frau zu überlassen. Er konnte jetzt «nein» sagen in einer Verbindung, und so lernte er allmählich, auch «ja» zu sagen.

Am Ende konnte er lachend sagen: «Irgendwie bin ich jetzt erst 30 Jahre alt.»

Das Klopfen – die Praxis

Ermutigendes – Wie Liebesbeziehungen mit Energetischer Psychologie (EP) einfacher werden

Wie kann uns die EP helfen, einen situationsangemessenen Optimismus zu bewahren bzw. zu entwickeln? Wie, zielstrebige Aktivität zu entwickeln, bei der Scheitern dazugehören darf? Mit Wachstumsschritten vor und auch mal zurück? Mit Überarbeitungsphasen, Rückkoppelungsschlaufen? Zutaten, die wir brauchen, sind: Selbstannahme, authentisch zu sein, in kleinen Schritten mehr und mehr Vertrauen zu entwickeln.

Das Thema Liebe ist so komplex, dass es fast unmöglich erscheint, es mit etwas so einfach Anmutendem wie der Energetischen Psychologie (EP) zusammenzubringen. Es lässt sich nicht immer alles Störende einfach wegklopfen. Gefühle sind auch nicht immer vernünftig. Und doch kann die EP sehr wohl Gefühle regulieren, gesunde Selbstfürsorge, Selbstwahrnehmung und -reflexion unterstützen. Sie hilft, selbstwirksam zu werden – mit Fingerspitzengefühl. Und sie erreicht sozusagen mit Klopfzeichen die inneren Schichten unseres Gehirns, dort, wo wir mit dem Denken so schwer hinkommen.

Dank des hohen Selbsthilfepotenzials der EP können Sie sich in Liebesnöten selbst schneller wieder ins Lot bringen. Sie können leichter auch allein zufrieden sein, schneller (unnötigen) Kummer überwinden, früher den Absprung aus unglücklichen Verbindungen schaffen und/oder gute Beziehungen noch mehr genießen. Sie können mit gezielter Nutzung der Handwerkszeuge aus der EP (leichter) Ihr Wissen in praktisches Können wandeln und so gute Voraussetzungen für die Liebe schaffen; egal, ob Sie bereits in einer Beziehung leben, noch Single mit Wunsch nach Partnerschaft sind oder schon aktiv suchen.

Der Fokus in diesem Buch liegt auf der Selbstannahme und dem Selbstwert. Sie sind die Grundlage, auf der alle Themen rund um die Liebe leichter werden. Was wir (auch buchstäblich) in den eigenen

Händen haben, sind ein stabiler Selbstwert und eine unerschütterliche Selbstannahme. Darauf haben wir tatsächlich Einfluss.

Das Liebesglück kommt als Zugabe meist dann, wenn wir es eigentlich gar nicht mehr «brauchen». Den Boden für dieses Glück können wir in uns vorbereiten. Wenn sich die Liebe dann zeigt, müssen wir die sich bietende Chance nur noch ergreifen. Mir geht es hier um einen leichteren Zugang zu Selbstannahme und Liebesfähigkeit.

Den Bann brechen – Die Praxis der Energetischen Psychologie

«Kannst du nichts ersinnen für ein krank Gemüt? Tiefwurzelnd Leid aus dem Gedächtnis reuten? Die Qualen löschen, die ins Hirn geschrieben?» (Shakespeare: Macbeth)

Die Energetische Psychologie (EP) ist alt und neu zugleich. Alt ist das fünftausendjährige Wissen der Traditionellen Chinesischen Medizin über den Fluss der Lebensenergie Chi in den Meridianen und wie wir Einfluss nehmen können auf dieses Chi, z. B. an Akupunkturpunkten. Diese Punkte werden alltäglich von Männern wie Frauen intuitiv genutzt, beispielsweise wenn wir uns am Kinn reiben, die Hände massieren oder jemandem einen Vogel zeigen. Ebenso aktivieren wir (unbewusst) hochwirksame Punkte des Akupunktursystems beim Bekreuzigen, Beten, bei Begrüßungsritualen – kulturübergreifend weltweit. Die EP macht diese unbewusst vorhandene Kompetenz *gezielt* nutzbar. Neu ist die Kombination mit neurologischen und psychologischen Erkenntnissen. Das Ergebnis ist ein ungewöhnlich wirksames Handwerkszeug. Die Energetische Psychotherapie gehört heute zu den effektivsten Ansätzen zur Behandlung von Ängsten und posttraumatischen Belastungsstörungen (unverarbeiteten belastenden Lebenserfahrungen). Zudem findet sie zunehmend Anwendung in der Pädagogik, im Hochleistungssport und in der Personalentwicklung in Wirtschaftsunternehmen. (Vertiefende Literaturempfehlungen zu

Methoden, zum Stand der Forschung, zu Hintergründen und Wirkhypothesen finden Sie im Literaturteil.)

> *«Die meisten Probleme entstehen durch Stress. Es wäre äußerst hilfreich, wenn wir lernen könnten, unter Stress entspannt zu bleiben.»*
> (Roger Callahan)

Wir alle kennen Tage, da stört uns die Fliege an der Wand. An anderen Tagen können wir voller Neugier und Humor ihre Flugbahn studieren, die Geräusche, die sie macht, die Farben ihrer Flügel und uns über die wundervolle Fülle des Lebens freuen. Es gibt Tage, da reagieren wir auf Kleinigkeiten wütend, hilflos und/oder gar hoffnungslos. Wie schön könnte das Leben ohne Störungen sein, denken wir dann.

Selbstvertrauen und Zuversicht sind Fähigkeiten, die in jedem Menschen wachsen müssen. Kleine Kinder tragen diese Kraft, sich dem Leben stellen zu wollen, noch in sich. Um eine starke, selbstbewusste und beziehungsfähige Persönlichkeit zu werden, braucht es ermutigende Erfahrungen, die uns zeigen, dass wir Herausforderungen bestehen können (Selbstwirksamkeit, Selbststeuerung), außerdem das Gefühl, gebraucht zu werden (Sinn), und das Wissen, dass wir uns auf andere verlassen können (sichere Bindung).

Alle drei Aspekte werden mit der Energetischen Psychologie unterstützt: Wir erleben uns als handlungsfähig, Einsicht und Sinn entstehen. So beruhigen wir uns z. B., wenn wir jemandem frei erzählen können, was uns beschäftigt, ohne gleich Ratschläge zu bekommen; noch besser ist es, wenn uns jemand liebevoll hält und wir uns durch diese Anteilnahme allmählich wieder entspannen. Oder weil uns jemand zum Lachen bringt. Lachen (freiwilliges) ist ansteckend und scheint ein Entwarnungssignal zu sein: *Alles ist gut. Hier ist kein Tiger. Es ist nur eine Tigerente. Du bist in Sicherheit. Entspann dich!*

Theoretisch ist es alles ganz einfach. Die Praxis ist eine andere Sache.

Wie wäre es, wenn Sie reduzieren könnten, was Sie hindert? Wenn es ginge, würden Sie es zulassen? Wie wäre es, wenn Sie es in den eigenen Händen hätten, Ihre unangenehmen Gefühle zu regulieren, sich am eigenen Schopf aus dem Sumpf zu ziehen? Sie müssten nicht mehr darauf warten, dass Ihr Liebster oder Ihre Liebste das übernimmt oder Ihr Chef oder der nächste Urlaub. Sie könnten direkt, wann immer Sie wollen, damit anfangen.

Der Vorteil ist, dass wir die EP immer dabeihaben. Sie ist leicht, praktisch und transportabel, umweltschonend und so gut wie nebenwirkungsfrei. Wir müssen nur daran denken, was uns allerdings am schwersten fällt, wenn wir es am dringendsten brauchen.

Also: Klopfen Sie lieber einmal mehr. Gutes geht nicht verloren. Gutes bleibt, wird noch intensiver. Wenn wir einmal gelernt haben, richtig zu schreiben, verlieren wir diese Fähigkeit nie wieder, selbst wenn uns jemand Krickelkrackel zeigt. Das Gute lässt sich durch EP nicht zerstören. Und das, was nicht so gut ist, reguliert sich.

Wir haben oft großen Respekt vor Gefühlen. Manche machen geradezu Angst, weil wir nicht wissen, wie wir sie positiv nutzen können, so z. B. Wut, Angst, Schmerz. Natürlich gibt es Gefühle, die sich nicht schön anfühlen. Doch ist es auch ein Zeichen seelischer Gesundheit, unangenehme Gefühle nicht partout zu vermeiden, sondern sie aushalten zu können. Ziel ist es demnach, Gefühle weder generell zu verdrängen, noch von ihnen überwältigt zu werden.

> *«Die Angst ist der zentrale Knotenpunkt, den wir erkennen und verstehen müssen, wenn es uns jemals gelingen soll, unser Gehirn anders zu benutzen und wechselseitig in Beziehung zu bringen, das ist nur möglich ohne Angst.»* (Sigmund Freud)

Viele Gefühle mögen wir nicht: z. B. *Angst*. Dabei sind Sie auf dem richtigen Weg, wenn Sie Angst haben. Sie haben Ihre Komfortzone verlassen. Sie riskieren es, Neuland zu betreten. Angst signalisiert: Da ist Energie, die genutzt werden könnte. Neid mögen wir auch nicht. Dabei ist *Neid* ein gutes Kriterium und zeigt uns, was wir entwickeln möchten.

Langeweile, Genervtsein, Schmerz, Schüchternheit, Wut u. a. sind Gefühle, die irgendwie zum Leben gehören, die aber sehr unangenehm sein können und die wir dann mit EP in ihrer Intensität reduzieren können. Welche Gefühle würden Sie gern reduzieren können, weil sie Ihnen immer wieder im Weg stehen?

Mit EP lassen sich unangenehme Gefühle, die Überbleibsel unverdauter Erlebnisse sind, regulieren; gleichzeitig bleiben gesunde Wut, gesunde Angst, gesunder Schmerz. Sie lassen sich also nicht wegklopfen, selbst wenn wir es wollten.

Gefühle sind nicht immer «richtig» oder angemessen. Wenn wir z. B. immer sehr zurückhaltend waren und endlich auch mal wütend werden, dann ist das ein gesunder Impuls, selbst wenn das Gefühl erst einmal ein bisschen größer daherkommt, als es sein müsste. Erst wenn uns Gefühle über längere Zeit verfolgen und einholen, ohne dass sie zu etwas gut sind, sollten wir regulierend eingreifen. Eine wiederkehrende übertriebene Wut, die in keinem Verhältnis zum Anlass steht, daran lohnt es, zu klopfen.

Wie es klappt – Selbsthilfe bei Liebesleid[1]

Die meisten Menschen haben Befürchtungen oder Ängste in Verbindung mit der Liebe. Sie fühlen sich (zumindest tief innen) unsicher, oft auch resigniert. Es gibt verschiedene Ängste: die Angst, zu *scheitern*, Angst, *ausgenutzt* und *kontrolliert* zu werden, Angst, *verlassen*, *verletzt* oder *abgelehnt* zu werden. Auch Gefühle wie Scham, Abhängigkeit, Hilflosigkeit, Überforderung oder auch übertriebener Freiheitsdrang. Aber auch das Glück zu genießen kann Probleme bereiten und Ängste verursachen.

Es gibt unangenehme Gefühle, weil wir *keine Beziehung* haben, und unangenehme Gefühle, weil wir *eine (schmerzliche) Beziehung* haben. Alle Gefühle werden maßgeblich geprägt im Zwischenhirn, dem limbischen System, unserer Gefühlszentrale. Unsere Gefühle bestimmen umfassend die Art und Weise, wie wir denken, was wir wahrnehmen, interpretieren und was wir uns zutrauen. An manchen Tagen sehen wir nur Interessantes, Hoffnunggebendes. An anderen Tagen sehen wir nur Mühsal, Leiden und Gewalt. Und beides stimmt. Die Welt ist so – und so. Wenn wir entspannt oder frisch verliebt sind, kann uns eine Meinungsverschiedenheit nicht viel anhaben. Sind wir gehetzt, gehen wir seelisch auf dem Zahnfleisch, schon eher.

Unsere Gefühle haben auch einen großen Einfluss darauf, wie wir über uns und unsere Attraktivität denken. Umgeben von freundlichen Menschen, nach einem schönen Film, einem kleinen oder großen Erfolg fühlen wir uns gut, sicher und voller Hoffnung. In solchen Situationen fühlen wir uns trotz möglicher Mängel und ungelöster Aufgaben wohl, gehen selbstsicher durch die Welt, trauen uns viel zu, tun leicht Dinge, die wir an anderen Tagen vermeiden, fühlen uns auf Augenhöhe, gehen offen in Kontakt.

Es ist also hilfreich, wenn wir wissen, wie wir in uns (vor, nach und während einer Liebesbeziehung) gute Gefühle und Gedanken erzeugen können.

Bedeutung der emotionalen Selbsthilfe bei der Liebe

Warum sollten wir uns bei Liebesstress und gebrochenem Herzen selbst beklopfen, seltsame Sätze sagen, summen, zählen und mit den Augen rollen? Aus einem guten Grund: weil es funktioniert. Probieren Sie es am besten einfach aus – während Sie sich Ihre Skepsis erlauben. Das Schlimmste, was passieren kann, ist, dass es nicht (sofort) wirkt.

EP ist ein sehr wirksames Selbsthilfewerkzeug, auch wenn exakte wissenschaftliche Beweise dafür noch ausstehen. In der Praxis ist die Energetische Psychologie so überzeugend, dass sie dabei ist, eine wesentliche Säule in Coaching und Psychotherapie zu werden. Sie wirkt direkt und schnell in den Tiefen unseres Gefühlshirns, weil sie das sensomotorische System gezielt berücksichtigt, d. h. unser Körpergedächtnis[2].

*«Habe ich meinen Körper verloren, so habe ich mich selbst verloren.
Finde ich meinen Körper, so finde ich mich selbst.
Bewege ich mich, so lebe ich und bewege die Welt.»*
(Vladimir Iljine)

Die Macht der Vergangenheit

Strategisch ist es gut, zunächst schwierige Beziehungserfahrungen der Vergangenheit zu «entschärfen». Also alte emotionale Wunden «zu beklopfen».

Intensive emotionale Erlebnisse merkt sich unser Nervensystem besonders gut und reagiert sofort mit einer Alarmreaktion, wenn eine vergleichbare Situation droht. War der Vater z. B. unberechenbar, dann könnte sich daraus eine Habtachtstellung entwickeln, dem Vater oder allen Vätern, allen Autoritätspersonen, allen Männern oder gar allen Menschen gegenüber. Besser die Notbremse ziehen, als nicht zu wissen, wie wir gute von schlechten Menschen unterscheiden. Und es gibt nun mal solche und solche. Es gibt Frauen, die *wie die Mutter* (in ihren schwierigen Anteilen) sind. Glücklicherweise gibt es auch andere.

Ein übersehenes Kind bleibt immer auf der Hut

Claudia wuchs bei Eltern auf, die ihre persönliche Selbstverwirklichung wichtiger nahmen als die elterliche Fürsorge. Entsprechend häufig war sie als Kind ohne Schutz, überfordert und nichtgehalten. Daraus folgte eine tiefe Angst vor Bindungen, und sie blieb ständig auf der Hut. Ihre Liebesbeziehungen blieben distanziert. Ihr Herz konnte sie nicht öffnen, und sie hatte nie das Gefühl, gemeint zu sein. Sie war nicht genug in ihrer Bedürftigkeit gesehen worden, mütterliche wie väterliche Unterstützung hatten gefehlt. Hier war einiges nötig, damit sie Vertrauen in die therapeutische Beziehung gewann.
Die EP unterstützte diese Arbeit mit außerordentlichem Erfolg. Mit EP

wurden ihre gegenwärtigen und biographischen Ressourcen verstärkt sowie schmerzliche Kindheitsszenen «beklopft», zudem heutige Ängste und Selbstwertkrisen. Stück für Stück arbeitete sie sich aus ihrem Schneckenhaus heraus und fand einen herzlichen Mann, dem sie allmählich zu vertrauen lernte.

Unglück in der Liebe als Hinweis für noch nicht vollständig verdaute Vergangenheit

Emotionale Überreaktionen haben immer eine Geschichte. Sie sind in überfordernden Situationen entstanden, und ein Update ist leider nicht erfolgt. Nehmen Sie die EP zu Hilfe, und neutralisieren Sie beherrschende Erfahrungen aus Ihrer Vergangenheit. Leidvolle Erfahrungen wirken (solange sie unverarbeitet sind) bis in der Gegenwart. Themen können Ursprungswurzeln haben bis in die Säuglingszeit, sogar bis in die Embryonalzeit. Es ist auch möglich, dass wir Ängste von frühen Bezugspersonen übernommen haben.

Wenn Sie immer wieder in ganz ähnliche Situationen geraten, dann empfiehlt es sich, nach gemeinsamen Kriterien zu suchen.

Neuronale Aktivierung des Themas

Viele Erkenntnisse aus der modernen Hirnforschung und meine beruflichen Erfahrungen als Ärztin, Coach, Mentaltrainerin und Psychotherapeutin bestätigen, dass es sich bei dem Kummer mit der Liebe um ein sehr gut zu veränderndes Phänomen handelt. Wenn Sie es nicht per Selbsthilfe schaffen, ist es gesund und klug, sich Unterstützung zu holen, um sich dem Thema Liebe mit angenehmeren Gefühlen und Gedanken zu nähern.

Wichtig bei der Veränderung ist immer, dass Sie das Thema spüren. Ihr Nervensystem muss wissen, an welchem Thema es arbeiten soll. Es genügt, wenn der Stress auf einer Skala von 0 bis 10 (wobei 0 keinerlei Belastung und 10 maximale Belastung meint) zwischen 5 und 8 liegt. Es ist möglich, dass Sie nach und nach verschiedene Aspekte Ihrer Ängste behandeln müssen, damit Sie der Liebe positiv entgegensehen können. Oft vermeiden wir negative Gefühle, da sie uns unangenehm sind. Verdrängung, Vermeidung und Ablenken konservieren aber meist die Probleme.

Jedes Thema besteht aus zwei Ebenen:

* Einerseits aus **unangenehmen Gefühlen** – und entprechendem Verhalten. Diese werden hauptsächlich mit dem *Beklopfen der Akupunkturpunkte* (S. 70 ff.) verändert.
* Andererseits aus **selbstsabotierenden Gedanken, selbsteinschränkenden, dysfunktionalen Überzeugungen, Selbstvorwürfen, einer wenig hilfreichen Selbstbeziehung** – und entsprechendem Verhalten. Diese Ebene wird hauptsächlich mit der *Selbstakzeptanzübung* behandelt (S. 69 ff.).

Emotionen sind mit Überzeugungen, ganz genauso sind Überzeugungen mit Emotionen verknüpft. Beides gehört zusammen, das wir hier nur künstlich trennen. Insofern verändert auch das Beklopfen der Akupunkturpunkte die Einstellungen, und die Selbstakzeptanzübung hat oft eine sofortige entlastende Wirkung auch auf der Ebene der Emotionen.

Behandlungsrelevante Themen finden

Wenn Sie nicht wissen, wo Sie anfangen sollen, stellen Sie eine Liste Ihrer wichtigsten belastenden und energieraubenden Themen zusammen. Wenn Sie mehrere schwierige Themen haben (was normal wäre), schreiben Sie sie auf, und ordnen Sie sie nach Dringlichkeit. Es ist letztlich nicht so wichtig, wo Sie anfangen, wichtiger ist, dass Sie anfangen.

Übung: *Angenommen, Sie wollten sich den Tag gründlich verderben, was müssten Sie denken? Wen müssten Sie anrufen? Wie müssten Sie das Gespräch einleiten?*
Kommt es vor, dass Sie von Ihren Liebsten nicht gut behandelt werden? Welche Gefühle stehen dann im Vordergrund? Kommt es vor, dass Sie sich einsam,

verlassen, hoffnungslos oder wertlos fühlen? Woran müssen Sie denken, um sich ganz matt und resigniert zu fühlen? Woran, um vor lauter Groll nicht mehr ein noch aus zu wissen?
Kommt es vor, dass Sie von unangenehmen Gefühlen schier überfallen werden und gar nicht recht wissen, wie Ihnen geschieht? Kommt es vor, dass Sie im Frust zu oft von einer schier unbesiegbaren Lust auf Schokolade, Gummibärchen oder Bier überfallen werden?
Welche Ängste stellen Ihnen (unbewusst) ein Bein? Ist Sexualität oder Nähe für Sie mit unangenehmen Assoziationen verknüpft? Schrecken Sie immer wieder vor Verbindlichkeit zurück? Könnte es sein, dass Sie erwarten, ganz vereinnahmt zu werden? Befürchten Sie, nie wirklich gemeint zu sein? Nie wirklich gesehen zu werden?
Was sind Ihre kritischen Punkte? Was genau vermiest Ihnen Ihre Liebesfreude:
- *vor einer Liebesbeziehung?*
- *während einer Liebesbeziehung?*
- *nach einer Liebesbeziehung?*

Notieren Sie sich solche selbstsabotierenden Denk-, Fühl- und Verhaltensweisen auf einem Blatt Papier.

Wenn Sie an Gefühlen arbeiten, achten Sie bitte auf begleitende Gedanken. Sind diese Gedanken stärkend, können Sie sie einbeziehen; wenn sie eher blockieren oder entmutigen, notieren Sie sie, und nutzen sie Sie für die Selbstakzeptanzübung (S. 64 ff.).

Vorbereitung für die Arbeit mit unangenehmen, einschränkenden Gefühlen

Wenn Sie z. B. Angst haben, *verlassen zu werden*, dann beschreiben Sie diese Ängste möglichst konkret, ebenso wie andere negative Gefühle, die dazugehören:

- Angst, verlassen zu werden,
- Angst, betrogen zu werden,

- Angst, verletzt zu werden,
- Angst, dass andere lachen, wenn sie mein Unglück sehen,
- Angst, für immer allein zu bleiben,
- Angst, nicht attraktiv zu sein,
- Angst, eine Zumutung zu sein,
- traurige Gefühle,
- sich hilflos ausgeliefert und unfähig zu fühlen,
- voller Wut zu sein,
- sich zu schämen,
- sich wertlos und unwichtig zu fühlen,
- sich unerwünscht zu fühlen,
- etc.

Vorbereitung für die Arbeit an selbstsabotierenden Gedanken, dysfunktionalen Überzeugungen, Selbstvorwürfen

Schreiben Sie die selbsteinschränkenden Glaubenssätze auf wie z. B.:

- Ich finde sowieso niemand.
- Ich bin viel zu langsam, um jemanden kennenzulernen.
- Die Guten sind alle weg.
- Männer sind bindungsunfähig.
- Alle Männer gehen fremd.
- Ich werde sowieso abgelehnt, verletzt, verlassen, ausgenutzt.
- Frauen kann man es nie recht machen.
- Frauen sind teuer, und sie meinen nie wirklich mich.
- Ich bin ein Idiot, wenn ich überhaupt einen Partner will.
- Ich bin nicht gut (sexy, schlank, sportlich, groß, reich ...) genug.
- Ich bin zu anspruchsvoll. Was ich will, gibt es gar nicht.
- Ich habe es gar nicht verdient, geliebt und verwöhnt zu werden.
- Keiner in meiner Familie hatte je Glück mit der Liebe.
- etc.

Sie haben nun eine erste Auswahl an Themen, die bei Ihrem Liebesunglück eine maßgebliche Rolle spielen.

Erste Hilfe: Die liegende Acht – Kurzurlaub im Alltag

Der Pädagoge Rudolf Steiner, Begründer der Waldorfschulen, hat bereits Anfang des 20. Jahrhunderts beschrieben, wie eine liegende Acht, also die Lemniskate (das Unendlichzeichen), auf den Menschen wirkt. Auch in der Energetischen Psychologie wird die Lemniskate genutzt.

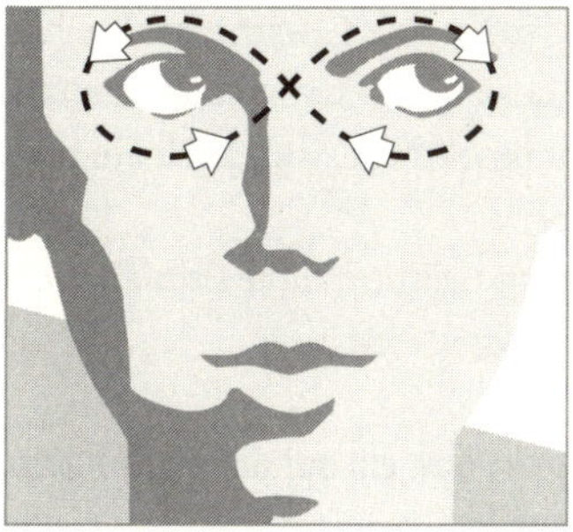

Folgen Sie mit Ihren Augen einer vorgestellten liegenden Acht. Es ist besonders angenehm, wenn sich die Augen in der Mitte, dort, wo die Linien sich kreuzen, nach oben bewegen.

Diese Übung ist eine sehr wirkungsvolle und schnelle Entspannungstechnik (sie eignet sich nebenbei auch morgens zum Aufwachen). Sie können sie praktisch überall durchführen, mit offenen oder geschlossenen Augen. Probieren Sie aus, was Sie als angenehmer empfinden.

Diese Übung können Sie auch jeweils zwischen den folgenden Schritten der Selbsthilfe ausführen, wann immer Sie eine kleine Erholungspause benötigen. Alternativ können Sie auch für einige Minuten eine Hand auf die Stirn und die andere auf den Hinterkopf legen.

«Musik und Liebe sind die zwei Flügel der Seele.»
(H. Berlioz)

8 Schritte der emotionalen Selbsthilfe

Lesen Sie sich bitte zunächst die gesamte Beschreibung aller Schritte durch, um den Ablauf und die Funktion der einzelnen Elemente zu verstehen, dann können Sie sich später besser auf Ihren eigenen inneren Prozess konzentrieren. Weiter hinten finden Sie auch eine Kurzform des Ablaufs (S. 79 f.). Die Gesamtabfolge hat sich in der Selbsthilfe-Praxis sehr gut bewährt. Die verschiedenen Elemente können Sie später, sobald sie Ihnen vertraut sind, auch einzeln anwenden.

«Der Körper zeigt dem Gehirn, welche Gefühle zur Mimik produziert werden müssen.» (Arvid Leyh)

Schritt 1: Stimmen Sie sich ein auf das Gefühl bzw. die Gedanken, die Sie verändern wollen.

Nur wenn das Thema für Sie sichtbar, fühlbar, hörbar ist, weiß Ihr Nervensystem, woran es arbeiten soll. Das neuronale Tor muss geöffnet sein, sonst ist es wie bei einem Computer, der zwar angeschaltet ist, aber ohne dass ein bestimmtes Dokument geöffnet wäre.

Wählen Sie zunächst einen Aspekt des Themas, der im Vordergrund steht (Gefühl oder Gedanke), das Thema sollte Sie aber nicht überwältigen. Wählen Sie zur Selbstbehandlung einen Teilaspekt heraus, den Sie handhaben können. Bis Sie Vertrauen in diese Technik haben, seien Sie lieber etwas vorsichtiger. Schritt für Schritt: So kommen Sie besser voran.

Schritt 2: Belastungsstärke einschätzen.

Als Startpunkt wird der Status quo der Belastung ermittelt.

Wenn Sie einen Schnappschuss von einem wesentlichen Aspekt des Themas machen könnten, wie unangenehm ist dieser Aspekt – *jetzt im Moment* – auf einer Skala von 0–10 (0 = kein Unbehagen/10 = maximales Unbehagen)?

Die jeweils verbleibende Belastung können Sie später nach jedem Klopfdurchgang, nach jeder Zwischenentspannung oder nach Belie-

ben einschätzen. Nehmen Sie dann wahr, was zum jeweiligen Zeitpunkt im Vordergrund steht und auch, was sich an Ihrem Thema schon verändert hat.

Schritt 3: Überkreuz- und Fingerberührübung

Diese Übung führt dazu, dass beide Hirnhälften besser miteinander kommunizieren, und bereiten das Gehirn auf die Veränderung vor.

Überkreuzübungen bereiten positive Veränderungen vor. Sie legen eine neurologische Bahn, führen zu Beruhigung, Zentrierung und zu einer besseren Kooperation der beiden Hirnhälften. *Die unterbrochene Zusammenarbeit beider Großhirnhemisphären ist oft Teil des Problems.*

Die beiden Großhirnhälften können gemeinsam eine Lösung finden. Rationale und emotionale Spezialeinheiten des Nervensystems erarbeiten die Lösung. Sie selbst sind nicht mehr im Dort und Damals gefangen, sondern verknüpfen ihre Stärken im Hier und Jetzt. Nur die Gegenwart kann problematische Erinnerungen überschreiben, aktualisieren. *Entspannende Sinnesreize werden in neurologische Netzwerke eingespeist.* Der Körper sagt dem Gehirn auf diese Art und Weise: Alles ist gut. Entspann dich. Problematische neuronale Kreisläufe werden aufgelöst, umstrukturiert, und positive kommen zum Vorschein. Es ist, als würden die Sinne wieder tanzen können. Das Funktionierende in uns ist letztlich stärker, sonst könnte dieser Prozess nicht funktionieren.

Überkreuzübung

Achten Sie darauf, dass sich die Position der Arme und Beine angenehm anfühlt. Bei den meisten Menschen ist dies der Fall, wenn der linke über dem rechten Knöchel und der rechte Arm über dem linken liegt (S. 65). Falls es bei Ihnen umgekehrt sein sollte, wechseln Sie rechts gegen links.

Konzentrieren Sie sich auf Ihren Atem, während Sie die Augen entspannt geschlossen halten oder entspannt auf einen Punkt in angenehmer Entfernung gucken. Beim Einatmen kann die Zunge zusätzlich den Gaumen berühren, und beim Ausatmen kann sie sich wieder etwas lösen. Während der Übung können Sie sich eine ausbalancierte Pendelwaage oder eine Wippe vorstellen oder Ihrem Gehirn ein für Sie noch passenderes Bild von Balance oder Gleichgewicht anbieten. Sie können sich innerlich zusätzlich das Wort *Balance* oder *Gleichgewicht* sagen. Entspannen Sie Ihre Schultern, so gut Sie können. Nehmen Sie diese Position für 30 Sekunden bis zu zwei Minuten ein (so lange, wie es Ihnen angenehm ist).

Fingerberührübung

Die Fingerspitzenberührübung ist eine Zentrierungsübung. Sie führt dazu, dass Sie sich innerlich im Lot fühlen, sich justieren, in Ihre Mitte kommen.

Die Ellenbogen liegen bequem seitlich am Körper. Die Zunge kann beim Einatmen den Gaumen berühren und sich beim Ausatmen ein wenig lösen. Die Augen können entspannt geschlossen sein oder auf einen Punkt in angenehmer Entfernung blicken. Entspannen Sie Ihre Schultern, so gut Sie können. Nehmen Sie diese Position für 30 Sekunden bis zu zwei Minuten ein (so lange, wie es Ihnen angenehm ist) (S. 66).

«Energie ist ewiges Entzücken, und sie rührt vom Körper her.»
(William Blake)

Schritt 4: Selbstannahmeübung

Mit der **Selbstannahmeübung** werden die selbstsabotierenden Gedanken, Glaubenssätze und Selbstvorwürfe verändert. Wir akzeptieren uns *trotz* des jeweiligen Themas. Selbstannahme verbessert die Selbstbeziehung und beendet die Selbstentwertung. Selbstentwertung ist oft mit Gefühlen von Scham und Schuld verknüpft, und sie ist ein großer Energiefresser. Die Selbstannahmesätze fassen wesentliche Aspekte des Themas in genau passende Worte.

Die selbstakzeptierenden Aussagen haben immer die gleiche logische Struktur.

Überkreuzsitz

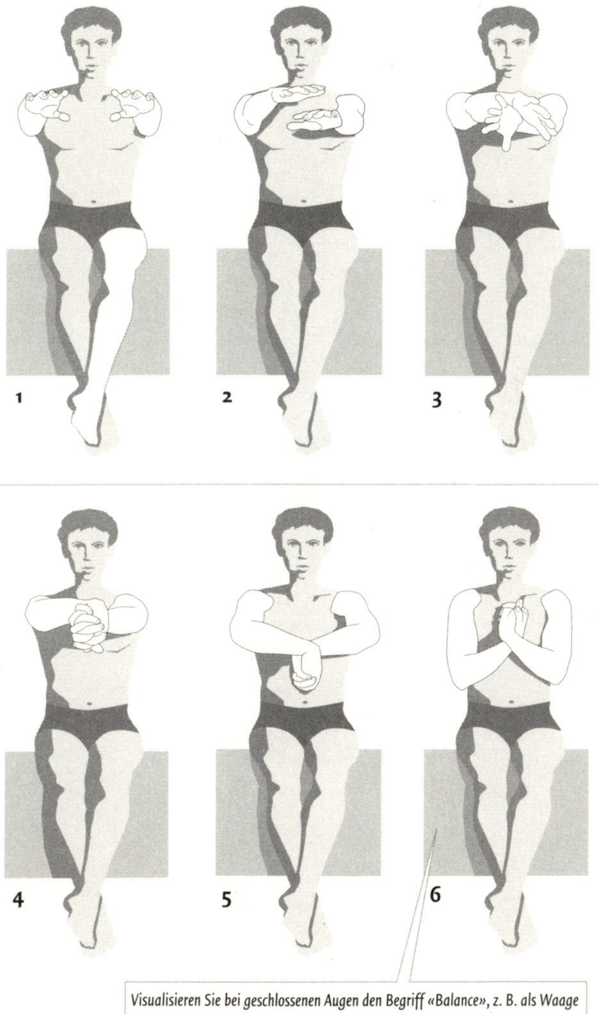

Fingerberührübung

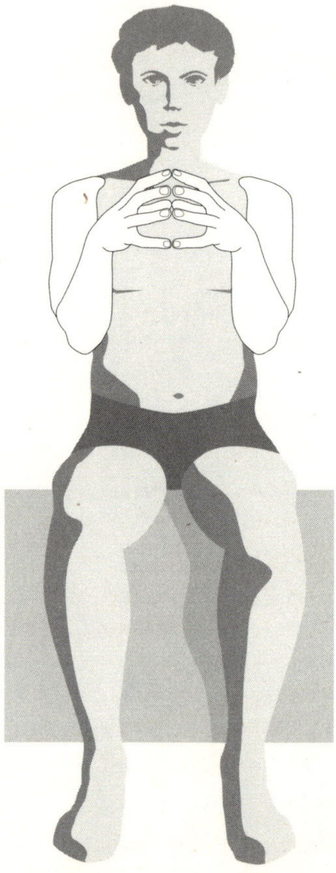

Selbst wenn .... (Thema benennen), liebe und akzeptiere ich mich aus ganzem Herzen so, wie ich bin.

Diese Sätze werden zwei- bis dreimal, bei Bedarf auch öfter (möglichst hörbar) ausgesprochen. Wenn der Satz auch nach dreimaligem Sprechen nicht «ankommt», variieren Sie, indem Sie nur Teilelemente aussprechen:

Selbst wenn .... (das benannte Thema noch nicht gelöst ist), akzeptiere ich mich so, wie ich (noch) bin.

Selbst wenn .... (z. B. *ich Angst habe, dass ich sowieso früher oder später verlassen werde), nehme ich mich an, so gut ich schon (!) kann.*

Während des Aussprechens wird der sogenannte Selbstannahmepunkt (S. 69) *sanft massiert* (also nicht geklopft. Er fühlt sich manchmal etwas schmerzhaft an, wenn Sie ihn reiben, was völlig normal ist).

Nach der Selbstannahmeübung können Sie einschätzen, wie hoch die Belastung durch das Thema noch ist. Oft hat sie sich schon jetzt deutlich reduziert. Fragen Sie sich ruhig öfter, was sich schon verändert hat (es sei denn, Sie setzen sich damit unter Erfolgsdruck). Sollte der Erfolgsdruck bei Ihnen das Thema dominieren, wiederholen Sie die Selbstannahmeübung wie folgt:

Auch wenn ich mich schnell unter Leistungsdruck setze, liebe und akzeptiere ich mich (aus ganzem Herzen) so, wie ich (noch) bin.

Auch wenn etwas in mir glaubt, ich könne mich nur verändern, wenn ich mich unter Druck setze, liebe und akzeptiere ich mich so, wie ich (noch) bin.

Ziel ist, dass Sie sich zu lieben und akzeptieren lernen, trotz Ihrer Probleme, Einschränkungen und Unzulänglichkeiten. Sie müssen nicht ihre Probleme und Unzulänglichkeiten annehmen (das wäre tatsächlich zu viel verlangt), sondern sich selbst, obwohl es (noch) ungelöste Themen gibt. Deswegen sagen wir *nicht: Ich nehme meine Sorgen voll und ganz an*, sondern: *Ich nehme mich an*, obwohl es da (noch) ein ungelöstes Thema gibt.

«Leiden wird größer, wenn wir es nicht akzeptieren.»
(Buddha, Seneca)

Wenn wir uns annehmen, *so wie wir (noch) sind*, und dadurch mit uns in einer guten Beziehung stehen, fällt uns vieles leichter. Meist machen wir es genau umgekehrt: Wenn im Leben etwas schiefläuft (was immer wieder vorkommt), wenn wir uns unsicher und dünnhäutig fühlen, wenn wir am dringlichsten Liebe brauchten, genau dann entziehen wir uns die Selbst-Liebe. Schon geschwächt durch das Problem, prügeln wir auch noch auf uns ein. Oft behandeln wir uns dann innerlich, wie wir in unguten Momenten von den Eltern behandelt wurden. Ein dummes Muster, oder? Es lohnt sich, für sich selbst die gute Mutter und der gute Vater zu werden, die wir uns immer gewünscht haben. Wie heißt es so schön: *Es ist nie zu spät für eine glückliche Kindheit.* Ein Beispiel: Eine Chefsekretärin, die als Kind sehr viel Mangel erlebte und um ihre Kindheit betrogen wurde, gönnte sich, nachdem wir ausführlich an Ihrer Selbstakzeptanz gearbeitet hatten, im Alter von über sechzig Jahren Kuscheltiere und Janosch-Bettwäsche und ging darin jede Nacht überglücklich schlafen.

Mit der Formulierung «*liebe und akzeptiere ich mich ...*» sprechen wir sowohl den Verstand (*akzeptiere*) als auch das Gefühl (*liebe*) an. Die selbstakzeptierende Selbstbeziehung wirkt auf beiden Ebenen und schützt uns vor Energievampiren.

Hirnforscher haben herausgefunden, dass die Mandelkerne, die mit Empfindungen wie Trauer, Angst und Wut in Zusammenhang stehen, durch Liebesgefühle beruhigt werden[3]. Dies könnte erklären, warum die Selbstannahme häufig eine so direkte positive Wirkung hat. Wenn Sie sich – nach eigenen Werten und Maßstäben – annehmen, überlassen Sie das nicht anderen Menschen. Geben Sie das Selbstliebe-Ruder nicht aus der Hand.

Manche Menschen befürchten, sie würden nichts mehr ändern, wenn sie sich annehmen. Druck erzeugt aber Gegendruck. Wenn wir zu uns stehen, machen wir uns unabhängiger davon, ob andere uns lieben und akzeptieren können.

Mit Freundlichkeit können wir mehr erreichen. *Nimm's leicht, aber tu es.*

Selbstakzeptanzübung

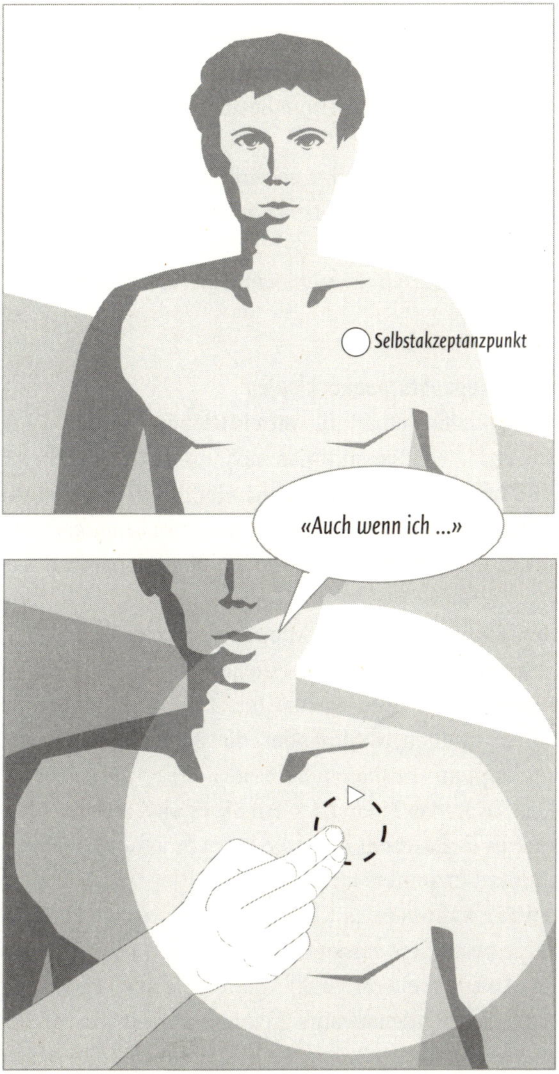

Erlauben Sie sich, auch mit den Selbstannahmeformulierungen zu spielen. Finden Sie Wörter, die maßgeschneidert zu Ihnen passen.

Selbst wenn .... *bin ich cool.*

Selbst wenn .... *mag ich mich.*

Ich bin (glaube, fühle, tue – manchmal) .... *und ich mag mich.*

Selbst wenn .... *bin ich grundsätzlich o. k. und in Ordnung, so wie ich bin.*

Selbst wenn .... *liebe, ehre und achte ich mich aus vollem Herzen.*

Selbst wenn .... *will ich lernen zu wissen, dass ich bereits o. k. und in Ordnung bin.*

Wenn ich mich auch noch nicht lieben kann, gibt es doch Menschen, die mich mögen, so wie ich bin.

Schritt 5: Akupunkturpunkte klopfen

Mit der **emotionalen Selbsthilfe mittels Klopfen** werden die negativen Emotionen reduziert. Sie stimmen sich auf das zu bearbeitende Gefühl *ein* und beklopfen dann nacheinander die 16 Punkte (oder später nur noch Ihre *Lieblingspunkte; also die, die Ihnen besonders wohltun*). Sie erreichen so alle 12 Meridiane sowie die übergeordneten Sammelgefäße.

Klopfen Sie mit den Fingerkuppen des Zeige- und Mittelfingers der rechten oder linken Hand auf die jeweiligen Akupunkturpunkte. Je Punkt zwischen 5- und 25-mal (ca. zwei Schläge pro Sekunde). Manchmal ist es auch wohltuender, die Punkte sanft zu massieren, statt sie zu klopfen – probieren Sie es aus.

Denken Sie an das Thema, stellen Sie es sich *intensiv vor* und/oder *benennen* Sie es (z. B.: *meine Angst, verlassen zu werden*), währenddessen Sie die Akupunkturpunkte klopfen.

Achten Sie während des Klopfens darauf, an welchem Punkt Sie bewusst eine besonders starke (positive) Reaktion oder Entspannung bemerken. An solch einem Punkt können Sie auch mehrere Minuten klopfen, da dieser höchstwahrscheinlich auf einem für Ihr Thema wichtigen Meridian liegt. Indem Sie in sich hineinspüren, schulen Sie zugleich die kreative Nutzung Ihrer Intuition. Es lohnt sich, häufig zu klopfen, um die *Klebrigkeit* negativer Gefühle zu verringern und um die Intensität erwünschter Gefühle und Gedanken zu stärken.

Im Verlauf des Klopfens können Umformulierungen wichtig werden und den Prozess unterstützen. *Finden Sie die jeweils passendste Bezeichnung. Sprechen Sie sie aus*, z. B. «*Meine Angst, von .... verlassen zu werden.*» – «*Meine Wut ....*» – «*Meine Scham ....*» Es ist hilfreich, das Problem möglichst konkret zu benennen, d. h. einzelne konkrete Aspekte des Themas Schritt für Schritt zu würdigen, indem Sie ihnen so viele Worte und Zeit geben, wie diese brauchen, um abzufließen.

Sie können entweder nur auf *ein* Gefühl, z. B. Angst, fokussieren oder, wenn mehrere Gefühle zu dem Thema gehören, an das jeweils im Vordergrund stehende Gefühl denken, z. B. Scham, Hilflosigkeit, Hoffnungslosigkeit etc. Meist tauchen die Gefühle spontan nacheinander auf und fließen ziemlich schnell ab. Sollte sich ein Gefühl nicht auflösen, wiederholen Sie einen ganzen Klopfdurchgang, indem Sie sich ausschließlich auf dieses eine Gefühl konzentrieren. Beobachten Sie achtsam und möglichst wertfrei, wie sich das Thema gerade bemerkbar macht. Und seien Sie offen dafür, was als Nächstes passiert. Solange Sie Veränderungen bemerken, sollten Sie am besten weiterklopfen. Nur wenn sich wirklich gar nichts verändert, dann gehen Sie schon jetzt über zu Schritt 6.

Wichtig ist es, im Kontakt mit dem Thema zu bleiben, während Sie klopfen. Ihr Nervensystem muss immer wieder wissen, woran es arbeiten soll. Wenn Sie besser über ein Bild Kontakt zu einem Thema bekommen, dann stellen Sie es sich vor (oder legen Sie z. B. ein Foto einer Person vor sich hin). Wenn Sie besser Kontakt zum Problem bekommen, wenn Sie es aussprechen, dann benennen Sie das Thema. Wenn Sie besser vorankommen, indem Sie hinfühlen, fühlen Sie genau dahin, wo das Thema jeweils am intensivsten einen körperlichen Widerhall hat. Probieren Sie, was bei Ihnen am besten wirkt. Vielleicht ist es auch bei einer Angst besser für Sie, nur daran zu denken, und bei einer Wut besser, sie laut auszusprechen. Es kann auch helfen, sich körperliche Bewegungen zu erlauben, wie z. B. mit dem Fuß aufzutreten oder für eine Weile vor sich hinzuschimpfen, zu tönen oder zu singen.

Manche Menschen fürchten, dass Themen sich verfestigen, wenn sie sich darauf konzentrieren. Diese Übungen führen aber vielmehr zu einem kontrollierten, behutsamen seelischen Verdauungsprozess. Wie auch bei der Verdauung kann es zwischenzeitlich schon mal zwacken. Dann ist es vor allem wichtig, weiterzumachen, damit Ihnen Ihr Körpergedächtnis helfen kann. Ihr eigenes Nervensystem weiß am besten Ihren Weg der Heilung.

Nach jedem Klopfdurchgang können Sie in sich hineinhorchen, wo auf der Stressskala von 0 bis 10 die Belastung noch liegt. Es kann Sie ermutigen, wenn Sie diesen Wert notieren. Sie machen Ihren Fortschritt so sichtbar! Manchmal vergessen wir ja, wie schlimm es war, sobald es uns besser geht.

Mit denselben Punkten und derselben Abfolge können auch positive Themen angereichert werden.

Die Meridian- und Akupunkturpunkte

Bei den 16 Punkten handelt es sich um Akupunkturpunkte, die auf den Meridianen und Sammelgefäßen liegen. Für die Wirkung müssen Sie nicht wissen, welchem Meridian der einzelne Punkt entspricht. Es reicht sogar, die Punkte in einem Umkreis von ca. 5 cm zu treffen. Klopfen Sie so fest oder zart, so schnell oder langsam, wie es Ihnen angenehm ist.

1. *Auf dem Handrücken zwischen dem Kleinfinger und dem Ringfinger.*
2. *An der Mitte der Handkante, dort, wo sich eine Falte bildet, wenn man eine Faust schließt. Unterhalb des Kleinfingerknöchels.*
3. *Am Nagelfalz (dort, wo der Nagel anfängt zu wachsen) des Kleinfingers.*
4. *Am Nagelfalz des Mittelfingers.*
5. *Am Nagelfalz des Zeigefingers.*
6. *Am Nagelfalz des Daumens.*
7. *Zwischen den Augenbrauen (sog. Drittes Auge)*
8. *Am inneren Ende der Augenbraue.*
9. *Am Auge seitlich, in der Verlängerung der Lidfalte.*

Klopfpunkte

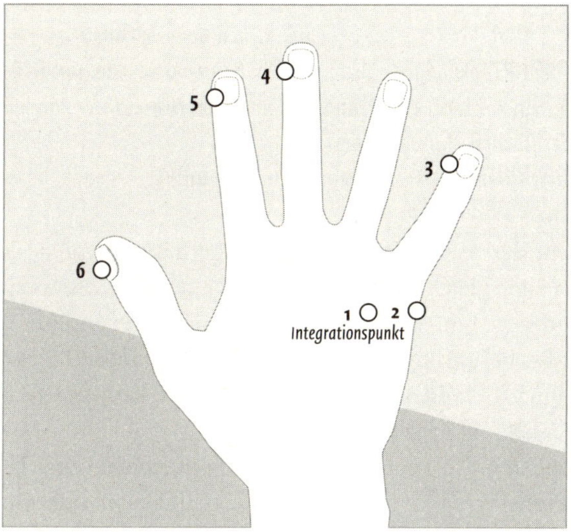

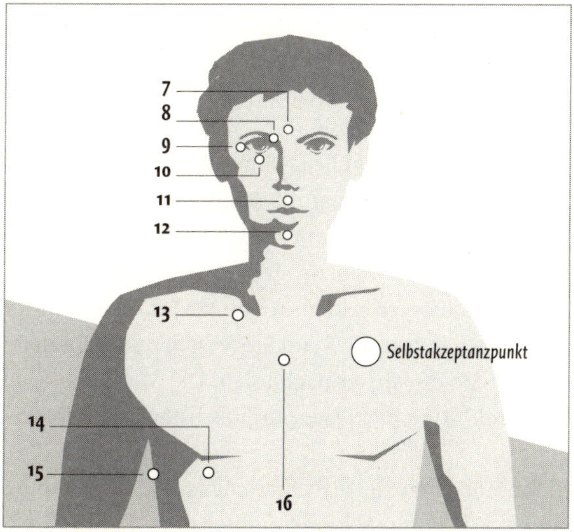

10. *Unter dem Auge, mittig auf dem Jochbein.*
11. *Unter der Nase.*
12. *Unter den Lippen.*
13. *Direkt unterhalb des Schlüsselbeins, neben dem Brustbein.*
14. *Über dem Rippenbogen, also unter der Brustwarze bzw. am BH-Bügel.*
15. *Unter dem Arm, ca. eine Handbreit unter der Achsel (hier können Sie auch mit der flachen Hand klopfen).*
16. *Im oberen Drittel des Brustbeins (Thymuspunkt).*

Ob Sie auf der rechten oder linken Körperhälfte klopfen, ist in den meisten Fällen gleich wirksam. Sie können mit den Seiten experimentieren und erspüren, ob sich für Sie eine Seite besser anfühlt. Wenn ein Punkt etwas berührungsempfindlich ist, erspüren Sie, ob es dennoch gut ist, ihn zu klopfen oder ob Sie besser die Körperseite wechseln oder diesen Punkt ganz auslassen.

Beobachten Sie auch, an welchen Punkten Sie eine besondere Erleichterung verspüren oder an welchen sich sehr viele Gedanken, Erinnerungen, Bilder und Gefühle, die assoziativ mit dem Ausgangsthema verknüpft sind, aktivieren lassen. An solchen Punkten klopfen Sie längere Zeit (mehrere Minuten oder so lange, bis nichts mehr passiert). Ansonsten reicht es, zwischen 5- und 25-mal zu klopfen, bevor Sie zum nächsten Punkt wechseln.

Aus Sicht der Traditionellen Chinesischen Medizin bietet sich folgende Reihenfolge an: zuerst die Meridiane, die himmelwärts anfangen bzw. enden. Das sind jene Punkte an den Händen (in der Traditionellen Chinesischen Medizin stellt man sich den Meridianverlauf mit zum Himmel ausgestreckten Armen vor). Danach folgt der Kopf und zum Schluss der Rumpf. Wenn Sie versehentlich einen Punkt auslassen, können Sie ihn später nachholen. Die Meridiane sind miteinander verbunden, so erreicht jeder Impuls früher oder später ohnehin jeden Meridian.

Folgen Sie bitte immer Ihrer Wahrnehmung. Wenn Ihnen bestimmte Punkte oder eine bestimmte Reihenfolge guttut, dann sollten Sie auch genau diese Punkte in dieser Reihenfolge klopfen. Wenn Ihr Nervensystem den Ablauf kennt, kann es sogar ausreichen, dass Sie sich nur vorstellen, dass Sie die Punkte berühren.

Sollte sich Ihr emotionaler Stress bereits nach *einem* Klopfdurchgang aufgelöst haben, können Sie direkt die Abschlussentspannung anschließen und Schritt 6 und 7 auslassen.

Schritt 6: Zwischenentspannung

Bei der Zwischenentspannung beklopfen Sie fortlaufend den Integrationspunkt auf dem Handrücken, dabei:

die Augen schließen, die Augen öffnen, intensiv nach unten rechts schauen, intensiv nach unten links schauen, die Augen 360° langsam und weit außen rechtsherum kreisen, die Augen 360° langsam und weit außen linksherum kreisen (Augenmuskeln dehnen), ein paar Töne oder eine Melodie summen, von sieben rückwärts zählen und wieder summen.

Der Integrationspunkt auf dem Handrücken (S. 73) und die unterschiedlichen neuronalen Aktivierungen helfen, das Erreichte in verschiedene energetische Ebenen, in das modulare Hologramm von Körpergedächtnis und Gehirn zu integrieren. Die Zwischenentspannung dient als Verschnaufpause; manchmal werden dadurch aber auch zusätzliche Aspekte des Themas aktiviert.

Nach der Zwischenentspannung können Sie sich fragen, wo der Stress auf Ihrer Stressskala jetzt zwischen 0 und 10 liegt. Wenn er noch größer als 3 ist, können Sie erneut alle 16 Punkte bzw. Ihre Lieblingspunkte beklopfen, während Sie sich auf das verbleibende Thema konzentrieren.

Schritt 7: Wiederholend Akupunkturpunkte klopfen

An die *verbleibenden* Aspekte *denken*, sie sich *intensiv vorstellen* oder *aussprechen* (z. B.: *Meine Schuldgefühle vor dem leidenden Blick von …*) und nacheinander die 16 Punkte bzw. Ihre Lieblingspunkte klopfen.

Zwischenentspannung

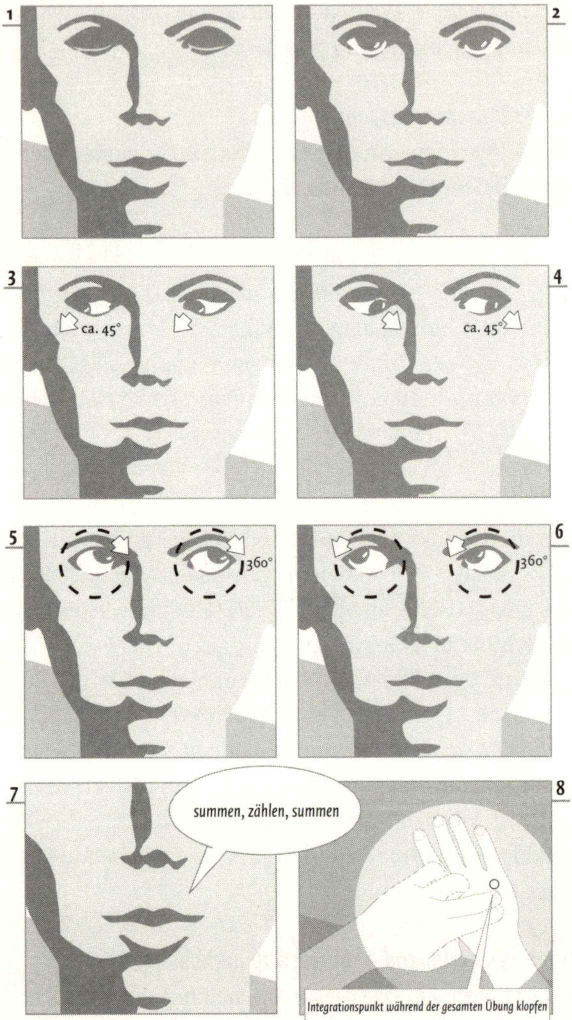

Sollte der Stress oder das Unbehagen in Bezug auf Ihr Thema immer noch mehr als 3 betragen, so gehen Sie folgendermaßen vor:

- Zwischenentspannung (Schritt 6)
- 16 Punkte klopfen (Schritt 5 bzw. 7)
- Zwischenentspannung (Schritt 6)
- 16 Punkte klopfen (Schritt 5 bzw. 7)
- usw.

bis der Stress, das Unbehagen, möglichst klein ist (langfristig am besten unter 2). Jede 4 ist besser als eine 8. Würdigen Sie in jedem Fall das Erreichte. Weitere Hinweise für den Fall, dass sich keine wesentliche Erleichterung zeigt, finden Sie später (S. 90 ff., 116 ff.).

Schritt 8: Abschlussentspannung

Wenn Ihr Stress kleiner/gleich 3 ist, klopfen Sie fortlaufend den Integrationspunkt auf dem Handrücken und machen Folgendes:

Die Augen schließen, die Augen wieder öffnen, langsam (in ca. fünf Sekunden) vom Boden zur Decke schauen, sozusagen die eigenen Augenbrauen fixieren, ca. fünf bis zehn Sekunden nach oben schauen, dann die Augen wieder schließen (weiter den Integrationspunkt auf dem Handrücken klopfen), tief Luft holen und genussvoll und geräuschvoll ausatmen.

Erst nach dem Ausatmen, zum Schluss, mit dem Klopfen des Integrationspunktes auf dem Handrücken aufhören und die Augen entspannen.

Zwischenentspannung

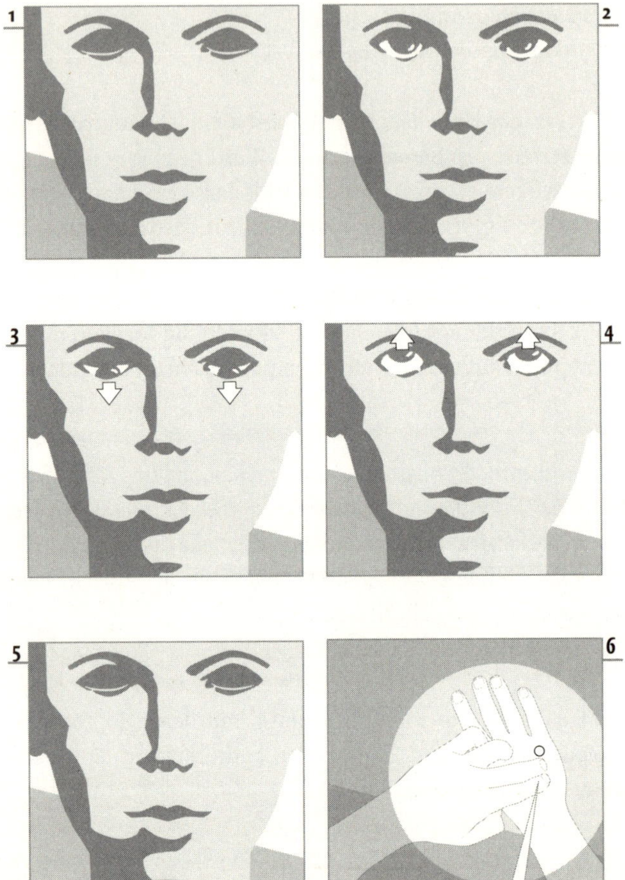

Augen schließen, tief Luft holen, genussvoll ausatmen

Integrationspunkt während der gesamten Übung klopfen

Arbeitsliste zur Aufarbeitung und Unterteilung eines Themas

1.	Welches Bild gehört zu dem Thema? Was erscheint vor Ihrem inneren Auge? ...	
2.	Wo im Körper hat das Thema einen Widerhall? ...	
3.	Welches Wort bringt das Thema am besten auf den Punkt? ...	
4.	Wie denken Sie angesichts des Themas über sich und das Leben? ...	
5.	Wie würden Sie in diesem Zusammenhang lieber über sich und das Leben denken? ...	
6.	Welche Ihrer Stärken und Fähigkeiten könnten Ihnen nützlich sein? ...	
7.	Wie intensiv ist es momentan auf einer Skala von 0 bis 10 noch? ...	

Kurzform der emotionalen Selbsthilfe

Bitte schreiben Sie vorher die zu dem jeweiligen Thema gehörigen negativen Gefühle und die einschränkenden Glaubenssätze, Selbstvorwürfe, Befürchtungen auf.

1. *Konzentrieren Sie sich auf das* **belastende Thema***.*
2. *Wie unangenehm fühlt es sich jetzt auf einer* **Skala zwischen 0 und 10** *an? (ggf. auf Blatt notieren)*

*Im Verlauf können Sie sich immer wieder fragen, wie hoch der subjektive Stress noch ist. Dazu eignen sich die nachfolgend mit * gekennzeichneten Stellen.*

3. **Überkreuz- und Fingerberührübung***
4. **Selbstakzeptanzübung: Selbst wenn** *.......... (Thema benennen), liebe und akzeptiere ich mich so, wie ich bin.**
5. **Akupunkturpunkte klopfen:** *An das belastende, unangenehme Thema denken, es sich intensiv vorstellen und/oder aussprechen (z. B.: Mein Ärger auf ...) und gleichzeitig nacheinander die 16 Punkte bzw. Ihre spezielle Auswahl an intuitiv ermittelten Lieblingspunkten klopfen.**
6. **Zwischenentspannung:** *Den Integrationspunkt auf dem Handrücken fortlaufend beklopfen, während Sie die Augenbewegungen machen, summen, zählen und wieder summen.**
7. **Akupunkturpunkte klopfen:** *An das belastende, unangenehme Thema denken, es sich intensiv vorstellen und/oder aussprechen (z. B.: Mein Ärger wegen...) und gleichzeitig die 16 Punkte bzw. Ihre Lieblingspunkte klopfen.**

Wenn der Stress noch über 3 ist, können Sie abwechselnd die Akupunkturpunkte klopfen und im Wechsel die Zwischenentspannung wiederholen (ggf. mehrfach). Immer im Geiste von Auch wenn es nicht so schnell vorangeht, wie ich es gern hätte, nehme ich mich dennoch voll und ganz an, so gut ich kann.

8. **Abschlussentspannung**
   Diese erfolgt, wenn der Stress kleiner/gleich 3 ist.

Es ist möglich, die Übungsteile auch einzeln zu nutzen. Sie können vor einem schwierigen Gespräch z.B. einfach nur die Überkreuzübung machen oder die liegende Acht (S. 61, 59). Sie können die Selbstannahmeübung machen, um gnädiger mit sich selbst umzugehen, oder die Zwischenentspannung, um sich zu erden. Sie können Ihre Lieblingspunkte berühren, wann immer Sie etwas Zusatzenergie brauchen.

Insgesamt gilt: Je regelmäßiger Sie die Übungen ausführen, umso besser wirken sie und umso eher werden Sie eine generelle Wendung zum Positiven erleben.

Vertiefung und Übungen: Selbstwert und Selbstannahme

Die Liebe ist eine Art Belastungstest für unser Selbstwertgefühl. Denn sie lädt ein, uns davon abhängig zu machen, ob wir eine Beziehung haben oder nicht. Davon, ob er/sie uns bedingungslos liebt. Ob er/sie uns und unseren Körper besser behandelt, als wir das tun.

Aufgrund der Möglichkeit, kritisiert, angegriffen und abgelehnt zu werden, steckt in der Liebe aber ein gewisses Stresspotenzial. Ein hohes Selbstwertgefühl kann uns davor bewahren, mit (übertriebenen) Verlassenheitsängsten auf eine reale oder befürchtete Ablehnung zu reagieren, und vor allem kann es uns unterstützen, im Falle einer Niederlage wieder aufzustehen und weiterzusuchen, bis wir Gesellschaft gefunden haben, die wirklich gut zu uns passt.

Die Beziehung zu sich selbst, zu anderen und zur Liebe

Wenn wir hinreichend viel von uns, von anderen und von der Liebe halten, dann können wir gar nicht anders, als menschliche Beziehungen zu suchen. Wenn wir uns selbst genügend annehmen, machen uns die unvermeidbaren Kalamitäten des Lebens oder eine Formkrise unseres Partners weniger aus, können wir sie besser bewältigen. Wir können uns (und unsere Mitmenschen) in unserer Menschlichkeit, die nun einmal unvereinbar mit Perfektion ist – annehmen. *Ich bin o. k., du bist o. k., und die Liebe ist etwas (potenziell) Wunderbares!*

> *«Uns selbst anzunehmen, so wie wir sind, das ist die Wurzel der Liebe. Von anderen angenommen zu werden, so wie wir sind, das ist die Blüte der Liebe.»* (Graphikwerkstatt)

Selbstabwertung	Gesunde Selbstliebe
Denken: schablonenhaft, Schwarz-Weiß-Automatismen	**Denken:** Humor, Kreativität, Neugier, Flexibilität
Verhalten: passiv, feindselig, vorwurfsvoll, abwesend, blockiert, Lähmung bis zur Vermeidung	**Verhalten:** wahrnehmend, annehmend, aktiv erkundend
Motorik: verhalten, unsymmetrisch, verkrampft, angestrengt, inkongruent	**Motorik:** frei, symmetrisch, gelöst, entspannt, kongruent
Wahrnehmung: Verschließen, Interpretieren, Abblocken	**Wahrnehmung:** Öffnung, Beschreiben, Fragen

Abb. Selbstabwertung, gesunde Selbstliebe und die Sinnesebenen

10 Praktische Übungen

Übung 1: Selbstentwertungs-Manöver wahrnehmen

Sie könnten anfangen, darauf zu achten, wie Sie Ihren Selbstwert untergraben. Wie genau machen Sie sich abhängig? Wie genau werten Sie sich ab? Geht es eher um verächtliche Wörter, inneren Rufmord, Sichselbstbeschimpfen? Oder idealisieren Sie andere, machen sie größer, nehmen sie wichtiger? Es gibt viele Wege mangelnder Selbstfürsorge: nachgeben, sich vergessen, sich übergehen, das Auslassen von Eigenlob (nach der Devise: Ausbleibende Kritik ist schon des Lobes genug); mangelnde Selbstfürsorge beim Trinken, Essen, Sichbewegen und: Dinge tun, die nicht guttun, Dinge nicht tun, die guttun; zu wenig Spaß und Freude.

Zählen Sie einen Tag oder auch eine Woche lang (nur zählen, nichts ändern!), wie oft Sie sich innerlich abwerten bzw. wie oft Sie sich nicht loben, obwohl Sie durchaus Grund dazu hätten.

Übung 2: Antiselbstentwertung/Selbstbestärkung

Wenn Sie wirklich genug davon haben, Ihr ärgster Feind zu sein, und es Sie so stört, dass Sie ganz und gar entschieden sind, sich besser zu behandeln, dann machen Sie folgende Übung:

Jedes Mal, wenn Sie sich abwerten, klopfen Sie beide Handkantenpunkte aneinander und sagen: Genau wie ich bin, liebe und akzeptiere ich mich ... (den eigenen Namen einsetzen) von ganzem Herzen. Ich unterstütze mich, so gut ich kann. Ich bin auf meiner Seite.

So können Sie Selbstentwertungsschleifen unterbrechen, damit Sie sich nicht weiterhin auch noch fortwährend in Ihrer Not abwerten.

Das «Opfer» zu beschuldigen ist eine weitverbreitete üble Gewohnheit. Viele schaffen es durchaus, andere freundlich zu behandeln, nur nicht sich selbst. Solange alles glattläuft, fällt es uns meist noch einigermaßen leicht, uns anzunehmen. Sobald aber Schwierigkeiten und Hindernisse hinzukommen, fallen wir uns selbst noch zusätzlich in den Rücken: *Immer, nie, nie tust du,* immer *hast du.* Hier finden sich oft Niederschläge pädagogisch wenig geschulter Eltern. Dem gilt es gegenzusteuern, indem Sie konsequent Ihre Selbstannahme erlernen.

Manche Menschen fürchten, sie würden selbstgefällig, wenn sie sich selbst bedingungslos annehmen. Wenn wir aber innerlich mit uns hadern, lehnen wir einen Teil von uns ab. Dieser Teil wird dann leiden, im schlimmsten Fall depressiv oder trotzig reagieren und jede

Entwicklung boykottieren. Es lohnt sich also, in die Selbstannahme zu investieren, ansonsten gibt der schwächste Teil das Tempo vor und bremst uns aus. Indem wir uns bewusst annehmen, so wie wir im Moment (noch) sind, und uns als wertvoll behandeln, entsteht Selbstwert.

Übung 3: Gelassenheit – Mut – Urteilsvermögen

Sagen Sie – während Sie den Thymuspunkt (S. 74) klopfen –, den folgenden Satz. Wiederholen Sie diese Übung, sooft sie Ihnen guttut:
Man (alternativ: «Gott», wie Sie ihn verstehen, oder «eine höhere Macht») gebe mir die Gelassenheit, Dinge hinzunehmen, die ich nicht ändern kann, den Mut, Dinge zu ändern, die ich ändern kann. Und die Weisheit, das eine vom anderen zu unterscheiden.[4]

Übung 4: Der Grundstein für Selbstwert und Selbstannahme

Immer wenn Sie in einen Spiegel schauen, machen Sie die folgende Übung:

Klopfen Sie ganz sanft und zärtlich mit den Fingerkuppen einer Hand den Thymuspunkt im oberen Drittel des Brustbeins, schauen Sie sich selbst in die Augen, lächeln sich liebevoll an und sagen: Ich bin der wichtigste und wertvollste Mensch in meinem Leben.

Diese Übung können Sie mindestens 28 Tage lang wiederholen, täglich mindestens zweimal, denn neue Gewohnheiten brauchen Wiederholungen, um sich zu manifestieren.

Übung 5: Zwischenschritt bei Skepsis

Falls sich zu viel innerer Widerstand regt,

dann reiben Sie den Selbstakzeptanzpunkt über dem Herzen und sagen (mindestens dreimal): Auch wenn ich noch gar nicht glauben kann, dass ich der wichtigste und wertvollste Mensch in meinem Leben bin, nehme ich mich aus vollem Herzen ganz und gar an, so gut ich kann. Es ist immerhin eine schöne Idee. Ich kann und will lernen, zu wissen, dass ich der wichtigste und wertvollste Mensch in meinem Leben bin.

Versuchen Sie es nun erneut mit Übung 4. Meist funktioniert es besser nach diesem Zwischenschritt.

Übung 6: Selbstannahme feiern

Klopfen Sie auf eine Art und Weise, die Ihnen angenehm ist, im oberen Drittel des Brustbeins. Sagen Sie gleichzeitig Sätze, die Ihnen wohltun. Freundliche Wiederholung ist wichtig. Lassen Sie sich von den folgenden Formulierungen inspirieren, um Wörter zu finden, die für Sie gut sind:

Ich .... (den eigenen Namen einfügen) *liebe mich (so gut ich kann), mit allem, was zu mir gehört.*

Ich .... (den eigenen Namen einfügen) *liebe, ehre und achte mich. Ich glaube an mich und mein Leben. Die Liebe wird mich finden.*

Ich .... (den eigenen Namen einfügen) *bin gesegnet, ich zu sein. Ich habe viele Talente. Ich erfreue mich an mir, so gut ich kann, und ich werde einen Menschen finden, der mich zu schätzen weiß.*

Ich .... (den eigenen Namen einfügen) *bin mutig und wage mich aus meinem Schneckenhaus, in einem Tempo, das mir guttut.*

Ich .... (den eigenen Namen einfügen) bin akzeptiert, erwünscht und wichtig mit allen meinen Ecken und Kanten. Und wer mich ablehnt, ist selber schuld!

Lernen Sie, sich zu loben, zu feiern, zu ermutigen, sich selbst zu bestärken, sich liebevoll zu unterstützen. Sie dürften es sogar eine Zeit lang ein bisschen übertreiben mit dem Selbstlob. Inzwischen wissen wir, dass es Ausdruck seelischer Gesundheit ist, sich selbst ein bisschen zu idealisieren. Es lohnt sich, mit sich selbst Freundschaft zu schließen. Mit niemandem sonst verbringen Sie mehr Zeit.

Übung 7: *Kalamitäten nutzen*

Wann immer etwas anders ist, als Sie es eigentlich gern hätten, reiben Sie den Akzeptanzpunkt über dem Herzen und sagen:
Selbst wenn ich noch .... (nicht glaube, dass ich ein erfülltes Liebesleben haben kann/in Stressmomenten zu viel esse/schon wieder in Grübeln verfalle/ich mich nicht so verhalte, wie ich es langfristig gern tun würde/weit und breit noch keine Partnerin in Sicht ist), liebe und akzeptiere ich mich aus vollem Herzen.

Lassen Sie diese Übung zu einer lieben Gewohnheit werden. Sie werden sich dadurch besser fühlen.

Übung 8: *Kreative Selbstannahme*

Finden Sie Sätze der Selbstannahme, die Sie verstärken möchten, in Ihren eigenen Worten, Sätze, die Sie sehr gern für wahr nehmen würden. Klopfen oder berühren Sie den Punkt unter der Nase, der gesundes Selbstwertgefühl unterstützt. Lassen Sie sich von den folgenden Formulierungen inspirieren:

Ich bin ein Schatz.
Ich .... (Name einsetzen) bin einmalig.
Ich liebe mich bedingungslos. Ohne Wenn und Aber.
Ich nehme mich an als der fehlbare und wunderbare Mensch, der ich bin.
Ich nehme mich an, ob es mir gerade gut geht oder auch mal nicht.
Ich bin für vieles dankbar, was ich habe. Ich kann stolz auf mich sein.

Übung 9: Angemessene Selbstliebe – Die Antinarzissmusübung

Klopfen Sie alle 16 Punkte (S. 72 ff.), und sagen Sie immer abwechselnd an einem Punkt: Ich bin ganz besonders, und am nächsten Punkt: Ich bin ganz normal. Beobachten Sie, freundlich, was passiert.

Übung 10: Menschenrechte (nach Virginia Satir)

Klopfen Sie Ihren besonderen Powerpunkt (für viele Menschen ist das der Schlüsselbeinpunkt oder der Handrückenpunkt), während Sie laut lesen:

1. Ich brauche keine Schuldgefühle zu haben, bloß weil das, was ich tue, sage, denke oder fühle, einem anderen nicht gefällt.
2. Ich darf wütend sein und meine Wut ausdrücken, solange ich dabei nicht mein Augenmaß verliere.
3. Ich muss nicht die volle Verantwortung für Entscheidungen auf mich nehmen, sofern auch andere für die Entscheidungen mitverantwortlich sind.
4. Ich habe das Recht, «Ich verstehe das nicht» zu sagen, ohne mir dabei blöd vorkommen oder Schuldgefühle haben zu müssen.
5. Ich habe das Recht, «Ich weiß es nicht» zu sagen.
6. Ich habe das Recht, «nein» zu sagen, ohne dabei Schuldgefühle haben zu müssen.
7. Ich muss mich nicht dafür entschuldigen oder Gründe angeben, wenn ich «nein» sage.

8. *Ich habe das Recht, andere um etwas zu bitten.*
9. *Ich habe das Recht, an mich gerichtete Bitten abzuschlagen.*
10. *Ich habe das Recht, es anderen mitzuteilen, wenn ich den Eindruck habe, dass sie mich manipulieren, betrügen oder ungerecht behandeln.*
11. *Ich habe das Recht, zusätzliche Verpflichtungen abzulehnen, ohne dabei Schuldgefühle haben zu müssen.*
12. *Ich habe das Recht, es anderen mitzuteilen, wenn ihr Verhalten mich irritiert.*
13. *Ich brauche meine persönliche Integrität nicht zu kompromittieren.*
14. *Ich habe das Recht, Fehler zu machen und für sie alle Verantwortung zu tragen. Ich habe das Recht, mich zu täuschen.*
15. *Ich brauche nicht von allen gemocht, bewundert oder geachtet zu werden für alles, was ich tue.*

Unser Selbstwertgefühl

Das Selbstwertgefühl ist ein zartes Pflänzchen und will gehegt werden. Es bedarf Ausdauer und Konsequenz, dann können Sie geeignete Anregungen von überall, wo Sie sie finden, aufnehmen und klopfend verankern.

Gegen übertriebenen Gehorsam können wir klopfen: *Ich bin ich, ob es dir passt oder nicht.*

Gegen innere Antreiber können wir uns stärken: *Ich muss gar nichts. Ich entscheide!*

Wir dürfen uns Dinge erlauben, die unsere Eltern uns nicht erlauben konnten: *Ich darf…* und gegen Gefühle der Hilflosigkeit können wir sagen: *Ich kann dazulernen, ich kann mir Hilfe holen, ich kann mich ändern.*

Das Selbstwertgefühl, umgangssprachlich meist *Selbstbewusstsein* genannt, ist unser emotionales Immunsystem. Ein gesundes Selbstwertgefühl schützt uns vor (ungerechtfertigten) Angriffen, erlaubt uns aber auch nachzufühlen, ob vielleicht etwas daran wahr ist, dem Inhalt nach zumindest. Wer gleich ganz abblocken muss, hat genauso wenig ein stabiles Selbstwertgefühl wie jemand, der es allen recht machen will und sich nach allen anderen richtet, nur nicht nach sich selbst.

Wenn Eltern selbst kein gutes Selbstwertgefühl haben, dann können sie es auch nicht weitergeben. Wenn Eltern Kindern hingegen zeigen können, dass sie geliebt werden, ohne dass sie etwas Besonderes leisten müssen, dass sie aber auch mit Übung und Eifer eine Menge erreichen können, dann werden sie sich wertvoll und geborgen wissen. Wenn Zuwendung an Bedingungen geknüpft wird, werden sie lernen, dass sie nicht genügen. Sie leisten dann vielleicht besonders viel, in der Hoffnung, die Liebe doch noch zu bekommen. So lernen wir zumindest, uns anzustrengen. Es ist aber ein Tausch: Anerkennung statt Liebe. Anerkennung, die an Leistung geknüpft ist, ist leider schon vergiftet. So bleibt das Selbstwertgefühl brüchig und abhängig von äußeren Erfolgen.

Manchmal hilft es, wenn andere an uns glauben. Manches müssen wir auch real im praktischen Leben bekommen. Um selbst-bewusst zu werden, brauchen wir Erfahrung von: *Ich sehe dich, ich höre dich, ich verstehe dich, ich helfe dir, wenn du willst, ich glaube an dich.* Das wünscht sich jeder Mensch: *Ich bekomme mit, wie es dir geht. Ich höre und verstehe, was du sagst, d. h. nicht, dass ich alles gut finden muss, aber ich verstehe, was du meinst. Ich bin da, so gut ich kann, wenn du mich brauchst, und ich traue dir zu, dein Leben zu meistern.*

Oft verpufft Gesagtes leider, weil es gegen die innere Mauer nicht ankommt. *Na ja, du findest mich ja vielleicht gut, aber du hast gar keine Ahnung, wie ich wirklich bin.* Ein schlechtes Selbstbild kann sich sehr hartnäckig halten, selbst wenn spätere Lebenserfahrungen uns eigentlich eines Besseren belehren.

Wenn wir wissen, was wir tun, können wir auch lernen, es zu ändern. Wenn wir «selbst-bewusst» werden (unserer selbst bewusst), können wir per Entscheidung aus alten Tretmühlen aussteigen. Manche Blockaden lösen sich dadurch, dass sie uns klar werden. Andere können wir mit der emotionale Selbsthilfe (S. 55) lösen. Manchmal ist die Selbstsabotage so hartnäckig, dass es sich lohnt, mit einem Coach oder lösungsorientierten Psychotherapeuten an der Auflösung zu arbeiten.

Vertiefung und Übungen – Den Umgang mit Emotionen verbessern

Hier zeige ich, wie wir emotionale Selbstreinigungsprozesse in Gang setzen können. All diese Übungen können auch einfach zur Erholung und Erleichterung genutzt werden. Wenn Ihre emotionalen Themen offenkundig sind, können Sie sofort anfangen, sich zu behandeln. Ob es sich um *Angst*, *Minderwertigkeitsgefühle*, *unbegründete Eifersucht*, *übertriebenes Misstrauen*, *Unwillen*, *Ekel*, *Ärger oder kindliche Gefühle* handelt, das Vorgehen ist im Prinzip immer gleich: erst die Selbstannahme, dann den Verarbeitungsprozess achtsam durchführen, dann das Neue verinnerlichen.

Zwischenschritt, wenn die Belastung sehr hoch bleibt

Wenn die Belastung sehr hoch ist, d.h. über längere Zeit, mehrere Minuten, unverändert bei einem Wert von 9 bis 10 bleibt, stellen Sie sich bitte eine dicke Glasscheibe zwischen sich und dem Thema vor. Schauen Sie auf das Thema, das sich hinter der Scheibe befindet, und schauen Sie aus der Perspektive einer guten Freundin/eines guten Freundes: freundlich, mitfühlend, aber nicht mitleidend. *Was verändert sich am meisten durch den Abstand? Welche Erkenntnisse sind aus dieser Perspektive für Sie möglich?*

Klopfen Sie die 16 Punkte (S. 72 ff.) oder ausgewählte Powerpunkte, während Sie das Thema auf der anderen Seite der Glasscheibe betrachten. Klopfen Sie, bis die Belastung unter 3 ist. Dann stellen Sie sich das Thema ohne Schutzscheibe vor. Und klopfen Sie weiter, bis auch ohne Schutzscheibe die Belastung möglichst unter 3 ist. Spüren Sie immer dorthin, wo Sie das Thema gerade am deutlichsten bemerken. Beobachten Sie den Prozess wertfrei, ohne diesen oder sich selbst zu beurteilen. Lassen Sie geschehen, was von allein passiert. Ihr Nervensystem weiß den Weg der Heilung. Seien Sie einfach neugierig, was als Nächstes passiert. Vielleicht melden sich verschiedene Gefühle: nach der Angst Schmerz, dann Wut und andere Erinnerungen, die mit dem Thema assoziativ verknüpft sind. Es ist völlig normal, dass sich während des Klopfens unterschiedlichste Gefühle zeigen und wieder verschwinden. Bleiben Sie einfach dran, nehmen Sie alles möglichst wertfrei wahr und klopfen Sie weiter.

Bald werden Sie merken, dass Ihnen schon etwas wohler wird, dass erste positive Gedanken und Erinnerungen auftauchen. Vielleicht kommt danach vorübergehend wieder eine Welle von Belastendem, vielleicht auch nicht. Irgendwann werden Sie bemerken, dass Sie freier atmen, mehr Hoffnung spüren. Rom wurde auch nicht an einem Tag erbaut.

Irgendwann wird es gut sein. Sie werden sich an das Thema erinnern können und Sie *werden sich gut fühlen*. Sie werden etwas wissen wie: *Es ist vorbei. Ich habe überlebt. Ich bin stark. Ich hatte Hilfe. Ich habe daraus gelernt. Ich kann meine Vergangenheit nicht ändern, aber ich kann jetzt mit meinen Erinnerungen leben.* UND: *Ich kann jetzt auch andere, wohltuende Aspekte meiner Vergangenheit sehen.*

Ich kann mir Hilfe holen. Wichtig ist die Zukunft. Das Leben ist ein großes Geschenk.

Sie werden gar nicht anders können, als sich zu freuen und ein bisschen zu lächeln. Dann können Sie die Abschlussentspannung machen (S. 77).

Übung 1: Eingeschleuste Plagegeister

Wenn Sie es mit (als fremd erlebten) inneren Antreibern, Spielverderbern und Plagegeistern zu tun haben, dann erschaffen Sie sich in Ihrer Vorstellung einen Wohlfühlort, der in jedem Detail so ist, dass Sie sich behütet, geborgen und sicher fühlen. Je nach Bedarf können Sie dort allein sein oder mit ausgewählten Wesen. Wenn Menschen vorkommen, sollten diese nicht real Teil Ihres Lebens sein; eher Personen, die

Sie aus Büchern oder Filmen kennen: Fabelwesen, Krafttiere, Zauberer, Feen und andere Helferwesen. Erlauben Sie Ihrer Phantasie, Ihnen ein inneres Schlaraffenland zu schaffen: die genau richtigen Farben, Geräusche, Düfte, Möbel, Schutzengel, Haustiere, Musikinstrumente, Mauern, die genau richtige Temperatur, das richtige Essen, Getränke usw.

Sie können sich dort unter einen Zaubermantel flüchten, jemanden zu Hilfe holen, der die Antreiber zur Räson ruft. Sie können einen Zauberer bitten, den Plagegeist schrumpfen zu lassen, seine Stimme in eine hauchende Fistelstimme zu verwandeln. Alles, was hilft, die Macht dieser Miesepeter zu verringern, ist erlaubt.
Der gesamte Prozess wird begleitend durch Klopfen aller oder derjenigen Punkte, die Ihnen besonders guttun (S. 72 ff.), unterstützt.

Übung 2: Innere Antreiber und Spielverderber[5]

Schwieriger ist es mit sogenannten ich-syntonen (zum Ich gehörigen) Monstern und Dämonen. Diese werden als ein Teil von uns erlebt. Wir haben keinen (gesunden) Abstand zu ihnen, weil sie «ich» sind. Sie sind entstanden, weil Denken, Fühlen und Handeln z. B. eines Elternanteils übernommen wurden.

Solche sogenannten Introjekte können die Ursache für permanente Selbstüberforderung sein, um sich endlich angenommen zu fühlen. In einer Partnerschaft kann das dazu führen, dass wir unsere Liebsten in die Flucht treiben, weil wir nie zur Ruhe kommen, immer höher, weiter, besser werden wollen und vor lauter Pflichten und Selbstverbesserungsmaßnahmen gar keine Zeit für die Liebe bleibt. Weil wir von unseren Liebsten ebensolche Perfektion erwarten und gar nicht verstehen können, wie andere mit ihrer höchst menschlichen Mittelmäßigkeit gemütlich und zufrieden leben können.

Hier helfen Verständnis, Wissen und Würdigung dafür, dass es diesen inneren Dämon, diesen Anteil gibt, weil er früher einmal die

Beziehung zu den Eltern sicherte und damit unser Überleben. Was wäre wohl geworden, hätten wir nicht nachgequasselt, was sie predigten? Es ist also zu würdigen, dass das innere Monster seinerzeit eine lebenserhaltende Aufgabe hatte. Dass es heute aber eine Generalüberholung benötigt, dass seine Inhalte adaptiert werden müssen. Die Hardware ist gut, die Software muss aber dringend aktualisiert werden. Hierfür zeigen Sie diesen Monstern Ihre Gegenwart, die Welt, in der Sie leben. Die Monster wissen oft nämlich gar nicht, dass wir schon lange nicht mehr in der Herkunftsfamilie leben. Machen Sie ihnen klar, dass Sie heute Ihr Leben auch ohne sie meistern können und dass sie Sie gern auf andere Art unterstützen können!

Immer, wenn Sie Blockaden spüren, machen Sie zunächst die Selbstannahmebehandlung: Auch wenn .... liebe und akzeptiere ich mich aus ganzem Herzen, voll und ganz. Wenn unangenehme Emotionen und Gedanken auftauchen: (S. 62 ff.).
Und jeden Erfolg am besten gleich mit der Übung Gutes verstärken, feiern, zelebrieren, verankern: (S. 106 ff.).

Vertiefung und Übungen: Innere Überzeugungen verbessern

An schönen Affirmationen und Glaubenssätzen, an inneren Mutmachern und Cheerleadern herrscht – theoretisch – kein Mangel. Es gibt Massen an Büchern voll wunderschöner Affirmationen. Nur was, wenn wir sie nicht verinnerlichen können? Mit EP können wir den Weg zum Besserfühlen erheblich verkürzen, weil wir so etwas wie einen Schuhlöffel oder einen Dietrich zur Verfügung haben. *Ich habe ein Recht auf Wunder.* Wie aus schöner Theorie Praxis wird!

Übung 1: Ausgediente Sätze entschärfen/Innere Krafträuber entmachten

Welche Sätze gibt es in Ihnen, deren Sie eigentlich schon lange überdrüssig sind? *Du bist eben zu anspruchsvoll. Du willst zu viel. Du kannst dir niemanden backen.* So klingen unsere inneren und äußeren «Freunde». Wahrscheinlich wohlgemeint und in bester Absicht. Wenn Sie diese Sätze aber auf sich wirken lassen, werden Sie feststellen, welch erhebliche (negative) Wirkung sie entfalten. Und wie erst, wenn wir sie für wahr halten, weil wir sie uns seit Jahren ständig innerlich vorbeten?

> *«Im Laufe der Zeit nimmt die Seele die Farbe der Gedanken an.»*
> (Marc Aurel)

Einerseits können Glaubenssätze hinderlich sein und uns als eine Art Gedankenvirus befallen: *«Freu dich nicht zu früh.»* Andererseits können Glaubenssätze auch den Rücken stärken: *«Wo ein Wille ist, ist auch ein Weg. Eile mit Weile. Step by step. Halte durch, der Lohn wird kommen.»*

Machen Sie zunächst eine Aufstellung von Sätzen, die Ihre Kraft und Hoffnung boykottieren. An schlechten Tagen, wie denkt es dann in Ihnen? Wenn Sie sich nicht gut fühlen, welche Gedanken über sich, das Leben und die Liebe sind dann in Ihnen? Wie denken Sie, wenn die Liebe nicht so fließt, wie Sie es sich wünschen und wie Sie es verdient hätten? Schreiben Sie diese Sätze auf, ordnen Sie sie. Der übelste kommt auf Platz eins.

Beispielsätze:
Ich kann nicht glücklich sein.
Glück ist gefährlich.
Ich habe nicht die Erlaubnis (und kann sie mir auch nicht geben), glücklich zu sein.
Weil X passierte, kann ich nie mehr glücklich sein.
Ich kann nicht glücklich sein, weil X existiert.
Immer, wenn ich glücklich war, geschah etwas Schreckliches.

Reiben Sie den Selbstannahmepunkt über dem Herzen und sagen währenddessen (jeden Satz ca. zwei- bis dreimal):
Auch wenn ich immer noch glaube, dass .... (hier nacheinander die bisherigen inneren Überzeugungen einsetzen),
bin ich vollkommen o. k. und in Ordnung, so wie ich bin/liebe, und akzeptiere ich mich aus vollem Herzen/nehme ich mich bedingungslos an.
Nehmen Sie die Selbstannahmeformulierung, die für Sie besonders stimmig ist. Manche Menschen ergänzen zur eigenen Entlastung ein gnädiges: so gut ich kann.

Übung 2: Neue Sätze etablieren/Energiespender finden

Suchen Sie sich schöne Gegen-Sätze, und zelebrieren Sie diese dann regelmäßig, indem Sie sie klopfen, lächeln, lachen, aufschreiben, laut aussprechen, schauspielern, singen, feiern. Wie beim Joggen, Essen, Schlafen oder Lieben reicht nicht einmal für immer. Gute Gewohnheiten, Regelmäßigkeit sind das Geheimnis des Erfolgs. Nervenbahnen, die nicht benutzt werden, gehen verloren. Wie vergessene Pfade wuchern sie allmählich zu. Häufig benutzte Pfade werden breiter und bequemer; sie werden regelrecht zu Autobahnen.

Damit sich gute Gewohnheiten automatisieren, müssen wir sie eine Zeit lang bewusst pflegen. Wie wäre es, wenn wir unsere Gehversuche auf dem Pfad der Liebe leicht und freiwillig angingen? *Wenn das Angewöhnen mit Unterstützung der EP leicht und spielerisch ginge, würden Sie sich erlauben, das auszuprobieren?*

Welche Sätze würden Sie innerlich gern öfter hören?

Du bist ein Geschenk! Ich bin so überaus glücklich, dich gefunden zu haben. Es ist leicht für mich, Liebe zu genießen. Ich bin durch und durch liebenswert. Ich bin ein Pluspunkt. Ich bin ein Hauptgewinn.

Basteln Sie sich die für Sie genau richtigen Sätze. Erstellen Sie eine Wunsch-Hitliste. Schreiben Sie alles auf (vielleicht in Farbe, auf besonders schönem Papier).

Welcher Satz hätte die größte positive Kraft, wenn Sie ihn schon glauben könnten? Welcher Satz ist vorrangig? Nummerieren Sie die Sätze durch.

Notieren Sie, wie weit Sie diesen Satz schon für wahr halten (0–10), und zwar nicht nur im Kopf, sondern ganz und gar: in der Seele, im Körper UND im Geist).

Beginnen Sie mit dem Satz auf Platz eins.
Wenn Sie diesen Satz gern für wahr halten würden, das aber noch nicht können, dann ist es klug, sich schon mit den Auswirkungen vertraut zu machen:
Was wäre, wenn Sie schon glauben könnten, dass Sie einzigartig liebenswert sind?
Was wäre, wenn Sie schon glauben könnten, dass ...

Dann machen Sie die **Vorbereitungsübung:**

Reiben Sie den Selbstannahmepunkt über dem Herzen und sagen zeitgleich (mindestens zwei- bis dreimal):
Auch ***wenn ich noch gar nicht glauben kann,*** *dass .... (hier die erwünschten inneren Überzeugungen einsetzen),*
bin ich vollkommen o. k. und in Ordnung, so wie ich bin/liebe, und akzeptiere ich mich aus vollem Herzen/nehme ich mich bedingungslos an (so gut ich kann). Nehmen Sie die Selbstannahmeformulierung, die für Sie besonders stimmig ist.

Selbstwertsteigernde Beispielsätze:

- *Ich habe die beste Liebe verdient.*
- *Ich werde und ich kann Liebe finden.*
- *Die Liebe wird mich finden.*
- *Ich bin unendlich kostbar und nehme meinen Platz JETZT ein!*
- *Ich bin sicher, geborgen und frei.*
- *Ich habe genug, es gibt genug, ich bin genug.*
- *Mein Herz ist voller Zuversicht und Stärke.*
- *Ich bin willkommen.*
- *Ich .... (den Vornamen einsetzen) liebe, ehre und achte mich trotz der Themen, die ich noch nicht gelöst habe, und ich bin dankbar (so gut ich kann) für alles, was ich kann und habe.*
- *Ich .... (den Vornamen einsetzen) bekomme Hilfe und ich bin dankbar!*
- *Ich bin eine gute Frau/ein guter Mann auch wenn .... (z. B. ich geschieden bin/ich einen schwierigen Partner geheiratet habe/ich nicht jede Chance in meinem Leben ergriffen habe).*
- *Ich darf mich mögen und in der Liebe Erfolg haben (auch mit meinem Bäuchlein ...).*
- *Ich mache manchmal Fehler, ich habe manchmal Pech.*
- *So bin ich eben.*
- *Ich darf nein und ja sagen.*
- *Ich darf glücklich sein.*
- *Ich muss gar nichts, schon gar nicht (brav sein, fleißig, sexy ...).*
- *Jetzt geht's loo-oos.*
- *Ich habe das Recht, da zu sein. Ich habe das Recht zu leben.*
- *Ich habe das Recht, so zu sein, wie ich bin.*
- *So wie ich bin, bin ich ein Geschenk.*
- *Ich darf Fehler machen, und ich bin wertvoll. Ich bin ich, und das reicht!*
- *Ich bin ein toller Mann! Ich bin eine tolle Frau!*
- *Ich habe ein Anrecht auf Hilfe. Meine Bedürfnisse sind normal!*
- *Meine Bedürfnisse sind eine Brücke zur Liebe.*
- *Ich bin berechtigt, mich/dich/mein Leben/das Leben zu genießen!*
- *Ich bin das Beste, was ich von meinen Eltern habe.*

Übung 3: Neue Sätze verinnerlichen

Und wenn Sie Lust haben, dann installieren Sie sich einen neuen Satz. Gestalten Sie den Satz genau so, wie Sie Ihren neuen Spruch gerne hören möchten. Und dann stellen Sie sich vor, wie es wäre, wenn Sie diesen Satz um sich herum hören würden, aus allen Richtungen kommend. Und wie wäre es, wenn Sie ihn so schon zehnmal gehört hätten, schon hundertmal, schon hunderttausendmal ... und bei dieser Vorstellung klopfen Sie alle 16 Punkte der emotionalen Selbsthilfe (S. 72 ff.). Mit diesen Punkten lässt sich eben nicht nur Negatives reduzieren, sondern auch Positives sehr gut stärken.

Übung 4: Positive Sätze untermauern[6]

Suchen Sie nach Momenten in Ihrem Leben, in denen Sie schon wussten, dass der Satz wahr ist. Machen Sie eine Stichwortliste zu diesen Momenten (damals im Urlaub, damals nach dem Abitur, zusammen mit X...), Mehrfachnennungen sind erlaubt, und dann klopfen Sie alle 16 Punkte der emotionalen Selbsthilfe (S. 72 ff.), während Sie an Ihren Wunschsatz denken und zugleich an die passenden stärkenden Erinnerungen.

Wiederholen Sie diese Übung in besonders hartnäckigen Fällen mindestens zweimal täglich über ca. acht Wochen.

Übung 5: Zusatzschub für Ihre Sätze

Es kann sich alles noch besser anfühlen, wenn Sie dem Satz ein *«Ab jetzt»* voranstellen

«Ab jetzt glaube ich an mich.» Oder: «Ab jetzt weiß ich, dass ich viel zu geben habe.» «Ab jetzt glaube ich, dass ich ein Geschenk bin.» «Ab jetzt feiere ich, dass ich einmalig bin.» Oder: «Ab jetzt dürfen alle wissen, dass ich ein Kracher bin.» «Ab jetzt bin ich ganz einfach ein glitzernder Magnet für Gutes.» «Ab jetzt entscheide ich mich, an mich zu glauben.» Oder: «Ab jetzt entscheide ich zu wissen, dass ich viel zu geben habe.» «Ab jetzt entscheide ich mich zu glauben, dass ich ein Geschenk bin.»

Falls sich in Ihnen Widerspruch melden sollte, machen Sie zunächst die Selbstannahmeübung (S. 69). Ein Vorschlag für den Selbstakzeptanzsatz: Auch wenn ich denke, ich sei die lahmste Schnecke im Universum, nehme ich mich voll und ganz an, so gut ich kann. Auch wenn ich wirklich die lahmste Schnecke im Universum sein sollte, nehme ich mich voll und ganz an, so gut ich kann. Hurmorvolle Übertreibung kann sehr hilfreich sein.

Wie aus selbstwertschwächenden selbstwertstärkende Gedanken werden

Im weiteren erfahren Sie, wie Sie selbstwertschwächendes Denken in selbstwertstärkendes verwandeln können. Pauschale Patentrezepte für die Formulierungen gibt es nicht. Feilen Sie an den stärkenden Sätzen, bis sie sich für Sie stimmig anfühlen. Mit Hilfe einer außenstehenden Person gelingt das oft leichter. Überlegen Sie gemeinsam, spielen Sie mit den Sätzen, bis Sie selbstwert*stärkende* Sätze gefunden haben.

Zur Anregung sind in Tabelle 1 (S. 100) einige Beispiele von selbstwertschwächenden Glaubenssätzen und deren Transformationen aufgeführt. Notieren Sie Ihre selbstwertschwächenden Glaubenssätze, und entwickeln Sie maßgeschneidert selbstwertstärkende Affirmationen. Dies können Sie dann auch in Tabelle 3 (S. 104) eintragen und unter Nutzung der vorgeschlagenen Aktivierungsmaßnahmen (S. 62 ff.) intensiv zelebrieren. So werden sich Ihr Selbstwertgefühl, Ihr Selbstbild, ja Ihre gesamte Identität allmählich zum Positiven verändern.

Sollten Sie Ihr Selbstwertgefühl durch ein bestimmtes *Verhalten* (z. B. nachgeben, passiv abwarten, Worte wie: Ich weiß nicht, egal) schwächen, dann schreiben Sie es auf und entwickeln eine alternative, *stärkende Verhaltensweise* (S. 103). Die neuen stärkenden Verhaltensweisen können Sie als Ich-Satz formulieren, der die Absicht für das gewünschte neue Verhalten beschreibt, z. B. *In Zukunft erlaube ich mir auch, NEIN zu sagen.*

Tabelle 1: Beispiele für Selbstentwertung und Selbstwertsteigerung

1.	Ich bin *eine Mogelpackung!*	Selbst wenn ich glaube, ich sei *eine Mogelpackung …* liebe und akzeptiere ich mich	*Auch ich bin interessant! Ich habe eine Menge zu geben! Ich bin ein Original! …*
2.	Ich habe nicht genug aus mir *und meinen Anlagen gemacht, um Liebe zu finden!*	Selbst wenn ich der Meinung bin, *nicht genug aus mir und meinen Anlagen gemacht zu haben …* liebe und akzeptiere ich mich	*Ich bin stolz auf das, was ich – trotz allem – erreicht habe! Ab jetzt stehe ich dazu, wie ich die Dinge gemacht habe! 70 % reichen vollkommen! Auch wenn ich nichts Außerordentliches leiste, bin ich liebenswert! …*

3.	Ich darf keine Fehler machen, wenn ich geliebt werden will!	Auch wenn ich glaube, keine Fehler machen zu dürfen ... liebe und akzeptiere ich mich	Ich habe ein Recht, Fehler zu machen! Ich kann aus meinen Fehlern lernen! Perfektion ist unsexy! Perfektion kann man nur anbeten, wirklich lieben aber kann man nur einen Menschen mit kleinen Schwächen! ...
4.	Angst, dass Männer/Frauen mich ablehnen!	Selbst wenn ich befürchte, dass mögliche Liebes-anwärter mich ablehnen ... liebe und akzeptiere ich mich	Sogar mein Partner darf mich und das, was ich mache, ab und an ein bisschen ablehnen! Es gibt auch Menschen, die mich mögen! Es gibt reichlich Menschen, die mich mögen! Ich finde mich gut so, wie ich bin! ...
5.	Angst, die Erwartung anderer nicht zu erfüllen!	Selbst wenn ich Angst habe, die Erwartungen anderer nicht zu erfüllen ... liebe und akzeptiere ich mich	Ich lerne jetzt, mich an meinen eigenen Erwartungen zu orientieren! Ich entscheide! ... Ab jetzt orientiere ich mich an dem, was ich will und was mir guttut!
6.	Klein und hilflos sein!	Selbst wenn ich mich klein und hilflos fühle und noch viel zu oft innerlich schrumpfe ... liebe und akzeptiere ich mich	Jetzt stehe ich zu meiner Größe! Ich will und ich kann! Ich bin ein/e gestandene/r und erfahrene/r Frau/Mann! ...

7.	Andere sind attraktiver als ich!	Selbst wenn ich glaube, dass andere attraktiver sind als ich ... liebe und akzeptiere ich mich	Ich bin auf meine ganz eigene Art attraktiv! Ich bin gut genug! Ich leuchte von innen! Auf jeden Topf passt ein Deckelchen! ...
8.	Ich bin kein richtiger Mann/keine richtige Frau!	Selbst wenn ich denke, ich sei kein richtiger Mann oder keine richtige Frau ... liebe und akzeptiere ich mich	Ich bin ein toller Mann/Ich bin eine tolle Frau und ich stehe jetzt dazu, egal wie andere das finden! Es ist völlig in Ordnung, wenn andere das nicht immer so finden!
9.	Ich werde einen Partner bestimmt nicht glücklich machen können!	Selbst wenn ich glaube, dass ich einen Partner nicht glücklich machen kann ... liebe und akzeptiere ich mich	Ab jetzt glaube ich an mich. Ich habe Wärme und Herzlichkeit! Ich bin kreativ! Ich schaffe das auf meine Art! Ich habe viel zu geben! ...
11.	Sich bei Angriffen nicht wehren.	Selbst wenn ich mich bei Angriffen bislang nicht wehren konnte ... liebe und akzeptiere ich mich	Ich lerne jetzt mich gegen Angriffe zu wehren! Ab jetzt wehre ich mich, wenn mich jemand angreift! Gekonnt kontern ist jetzt mein Motto! ...
12.	Nicht NEIN sagen können	Selbst wenn ich bislang nicht NEIN sagen konnte ... liebe und akzeptiere ich mich	Ich lerne jetzt, NEIN zu sagen! Ich erlaube mir, NEIN zu sagen! Ich habe ein verdammtes Anrecht, NEIN zu sagen! ...

13.	*Verschämt wegschauen, wenn man mich anschaut*	Selbst wenn ich bislang *verschämt weggeschaut habe, wenn man/frau mich direkt angeschaut hat* ... *liebe und akzeptiere ich mich*	*Ab jetzt wird zurückgeguckt! Ich halte dem Blick anderer Menschen stand! Ich kann mich sehen lassen!* ...
14.	*Zu bescheiden sein*	Selbst wenn ich bislang *häufig zu bescheiden gewesen bin* ... *liebe und akzeptiere ich mich*	*Ich erlaube mir, meinen Raum einzunehmen und sogar ein bisschen unverschämt zu werden!* ...
15.	*Sich permanent entschuldigen*	Selbst wenn ich mich bislang *viel zu häufig für alles Mögliche entschuldigt habe* ... *liebe und akzeptiere ich mich*	*Ab jetzt stehe ich zu mir und habe dabei ein gutes Gewissen! Ich kann stolz auf mich sein! Ich bin o. k., so wie ich bin, und auch meine Meinung zählt* ...

Tabelle 2: eigene Selbstentwertung, Selbstakzeptanzübung und Selbstwertsteigerung

To do	Notieren Sie Ihre Selbstentwertungsstrategien	*Selbstakzeptanz: Trotz dieser Selbstentwertungsstrategien liebe und akzeptiere ich mich so, wie ich bin!*	*Entwickeln Sie individuelle, wahre, stimmige und stärkende Gegensätze und Handlungen für sich (S. 62 ff.).*
1.			
2.			

Tabelle 3: individuelle Selbstwertsteigerung

To do	Entwickeln Sie individuelle, wahre, stimmige und stärkende Sätze für sich. Aktivieren Sie diese zweimal täglich über 8 Wochen. z. B. *Ich muss nicht jeden und jede in Ordnung bringen.*		
1.			
2.			
3.			
4.			

Vertiefung und Übungen: Gutes verstärken – Die Goldblättchensammlung

«Küsse sind das, was von der Sprache des Paradieses übrig geblieben ist.» (Joseph Conrad)

Es hat sich in Liebesangelegenheiten bewährt, immer wieder auch zu stärken, was schon gut war und gut ist. In diesem Kapitel geht es darum, sich auf die positiven Inselerfahrungen zu konzentrieren. Während es noch einiges gibt in Ihrem Leben, was Sie verbessern möchten, und ein Teil von Ihnen das auch weiß, kann ein anderer Teil von Ihnen sich auf die Suche machen nach wohltuenden Gedanken und Erinnerungen.

Was wir uns hier zunutze machen, ist, dass unser Nervensystem nicht gut zwei Gefühle gleichzeitig haben kann. Und wenn wir uns (richtig) gut fühlen, dann können wir uns nicht (so richtig) schlecht fühlen. Sie lernen, das Gute bewusst wahrzunehmen und auszubauen. Statt an den Schwächen herumzudoktern, pflegen Sie Ihre Stärken. Frei nach Eckart von Hirschhausen: *Aus einem Pinguin soll gar keine Giraffe werden. Suchen wir, wo der Pinguin in seinem Element ist.*

Übungen

Übung 1: Ermutigung

Klopfen Sie kontinuierlich den Thymuspunkt oberhalb des Brustbeins; sanft oder fest, schnell oder langsam, wie es Ihnen angenehm ist, und wiederholen Sie gleichzeitig die folgenden Aussagen mindestens dreimal:
«Ich liebe», «Ich glaube», «Ich vertraue», «Ich bin dankbar», «Ich bin mutig».

Falls einer oder mehrere der Sätze, auch nach mindestens dreimaligem Aussprechen und kontinuierlichem sanftem Beklopfen des Brustbeins, noch nicht angenommen wird, d. h. sich innerlich nicht kongruent anfühlt:

Klopfen Sie die Handkanten aneinander und wiederholen dabei dreimal den Satz:
«Ich akzeptiere mich aus ganzem Herzen, so gut ich kann, auch wenn ich noch nicht davon überzeugt bin, lieben/glauben/vertrauen/dankbar und mutig sein zu können.»

Anschließend fahren Sie fort wie oben beschrieben. Variieren Sie ggf., z. B.: *«Ich will lernen zu lieben», «Ich will lernen zu glauben», «Ich will lernen zu vertrauen», «Ich will lernen, dankbar zu sein», «Ich will lernen, mutig zu sein».*

Erlauben Sie, was mit Ihnen im Verlauf des Klopfens passiert, so wertfrei wie möglich. Wiederholen Sie diese Übung regelmäßig, und beobachten Sie, was sich dadurch in Bezug auf Ihr Liebesthema positiv verändert.

Übung 2: Gutes verstärken – allgemein:

Ich möchte Sie einladen, Ihr bisheriges Leben Revue passieren zu lassen und dabei nur auf Erfreuliches zu achten; filtern Sie heraus, worauf Sie stolz sind, was Sie glücklich macht, wofür Sie dankbar sind. *Woran erinnern Sie sich gern?* Schöne Urlaube? Zusammensein mit anderen Menschen, liebevoller Kontakt mit einem Kind, Spielen mit einem Haustier? Was auch immer es ist. Sie sollen sich rundum wohlfühlen, wenn Sie daran denken.

Wann immer Sie etwas Erfreuliches gefunden haben, klopfen Sie so sanft oder kräftig, wie es Ihnen angenehm ist, mit dem Zeige- und Mittelfinger der rechten oder linken Hand die Punkte der Mittellinie (S. 107). Damit erreichen Sie die übergeordneten Sammlergefäße des Akupunktursystems, die sogenannten Königsmeridiane.

Beobachten Sie zuversichtlich, was passiert. Selbst wenn Sie vielleicht mehr erwartet hätten, nehmen Sie es so an, wie es ist, so gut Sie können. Nehmen Sie sich anfangs Zeit – mindestens fünf Minuten – für diesen Prozess.

In den allermeisten Fällen, werden Sie eine Intensivierung des Positiven erleben. Vielfach wurde mir schon berichtet: «*Es wird bunter, plastischer, rückt näher. Das Gefühl kommt dazu. Andere schöne Dinge kommen hinzu.*»

Falls es bei Ihnen noch nicht klar spürbar wird, machen Sie zunächst die Selbstannahmeübungen, wie Sie sie auf S. 64 ff. finden. In den allermeisten Fällen wird spätestens dann die Wirkung deutlich erkennbar.

Vielleicht wollen Sie sich ein kleines Heft anschaffen, in dem Sie Ihre besten Erfahrungen regelmäßig festhalten. Ein *Haben-Büchlein* sozusagen.

Selten kommt es vor, dass sich beim Gedanken an etwas Positives zunächst unangenehme Themen melden. Das würde lediglich bedeuten, dass Ihr Nervensystem die auftauchende Angelegenheit für dringlich hält und Ihnen rät, sich *jetzt* um diese zu kümmern. Gehen Sie dann bitte unmittelbar zur emotionalen Selbsthilfe über (S. 62 ff./79 ff.).

Übung 3: *Gutes verstärken – orientiert*

Zugangsfragen: Woran denken Sie gern im Zusammenhang mit der Liebe? Welche Erinnerungen zaubern ein Lächeln auf Ihre Lippen? Was waren besonders schöne Momente, positive Momente des Miteinanderredens, Schweigens, der Zärtlichkeit oder der Leidenschaft? Achten Sie immer darauf, wie sich Ihnen die Erinnerungen in allen Sinnesqualitäten erschließen. Wie sieht das aus? Wie fühlt es sich an? Was gibt es zu hören? Welcher Geruch intensiviert die Erinnerungen?

Welche Vorbilder gibt es, die Sie im Hinblick auf die Liebe positiv beeinflusst haben?

Wann immer Sie etwas Positives gefunden haben, klopfen Sie die Punkte der Mittellinie (s. u.) und achten darauf, wie sich das Erleben dadurch intensiviert.

Die Aktivierungspunkte der Mittellinie nach Fred Gallo

Die vier Aktivierungspunkte (Abbildung S. 109) werden genutzt, um Positives zu verankern. Sie liegen auf den beiden Hauptenergiebahnen des Menschen, die sogar als *Wundermeridiane* bezeichnet worden sind.

* Der obere Punkt, auch *Drittes Auge* genannt, ist zuständig für die Integration von Verstand und Gefühl.
* Der Punkt unter der Nase stärkt das Alltagsbewusstsein.
* Der Punkt unter der Unterlippe ist bekannt dafür, dass er *«vertrocknetes»*, erstarrte Gedanken, wieder verflüssigt, sodass das Denken wieder klar werden kann, in Bewegung kommt, geschmeidig wird, offen für kreative Gedanken.

* Der Punkt auf dem oberen Drittel des Brustbeins, direkt über der Thymusdrüse, ist als eine Art Hauptpunkt oder Hauptschalter für das Energieniveau des Menschen beschrieben. Aus Sicht der Traditionellen Chinesischen Medizin[6] ist es ein Punkt, an dem negative Glaubenssätze überwunden werden können und sich positive Glaubenssätze stärken lassen.
(vgl. Bohne 2007)

Übung 4: *Gutes verstärken – ganz gezielt*

Angenommen, Sie hätten im Augenblick gern Zugriff auf Ihre Sternstunden wie Ihre Fähigkeit, gelassen, mutig oder verwegen zu reagieren. Oder Klarheit, Humor, Flirtlaune oder Lust. Dann suchen Sie innerlich danach, wann Sie sich schon einmal so richtig schön gelassen (mutig, verwegen, klar, humorvoll, flirtig, lustvoll etc.) gefühlt haben. Erinnern Sie die zugehörige Szene wieder – so lebendig wie möglich. Der Inhalt ist weniger wichtig, was zählt, ist die Fähigkeit.

Wie ist es, wenn Sie enthusiatisch sind? Oder verspielt, zuversichtlich, offen, tolerant, verantwortungsbewusst, dankbar, voller Freude und Selbstvertrauen?

Sobald etwas fühlbar, sichtbar, hörbar wird, zu schmecken oder zu riechen ist, d. h. sobald sich eine erste neurologische Verbindung hergestellt hat, helfen Sie Ihrem Nervensystem auf die Sprünge, indem Sie zusätzlich die vier Punkte der Mittellinie klopfen.

Das Beschriebene bezieht sich auf bisherige erlebte positive Situationen; Sie können sich ebenso gut fiktives Erwünschtes vorstellen und dies dann wie ausgeführt aktivieren.

Fragen Sie sich, welche Sätze Sie gern (öfter) hören würden? Du

Aktivierungspunkte

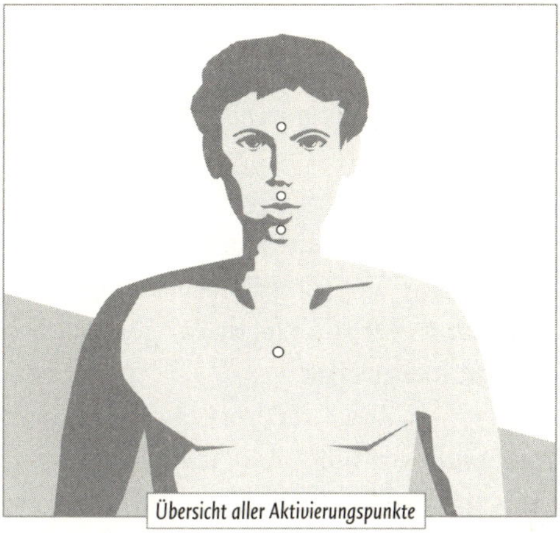

Übersicht aller Aktivierungspunkte

1

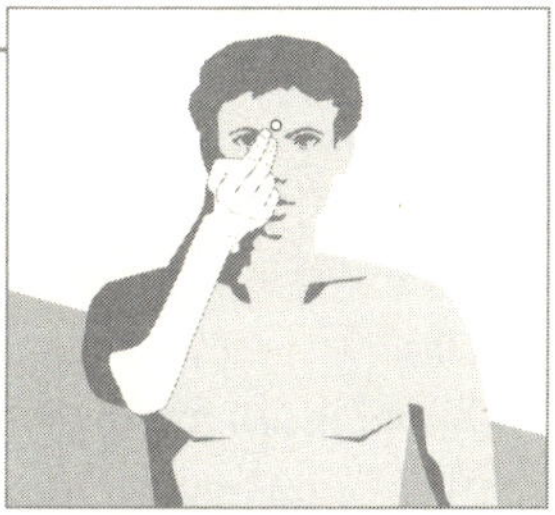

2

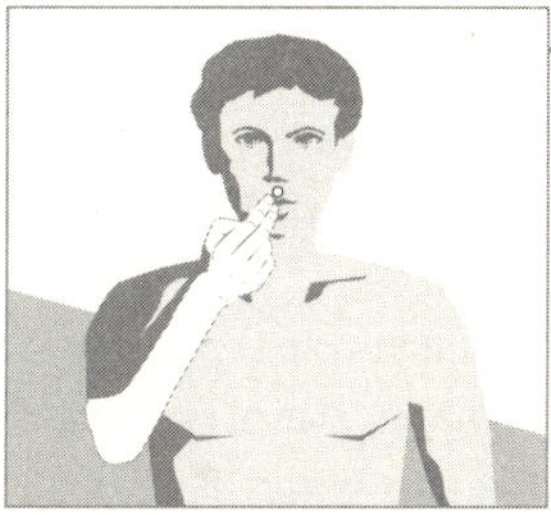

3

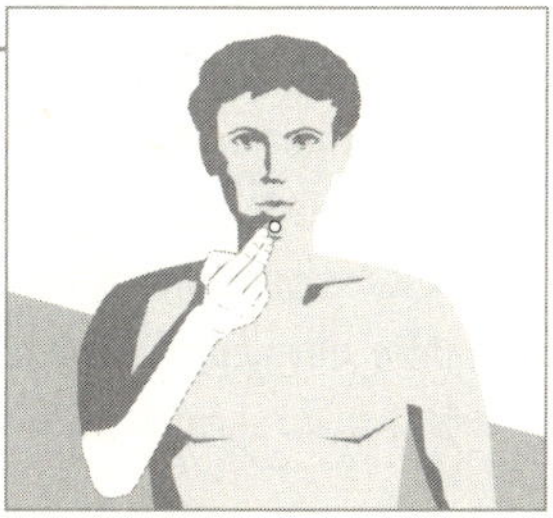

4

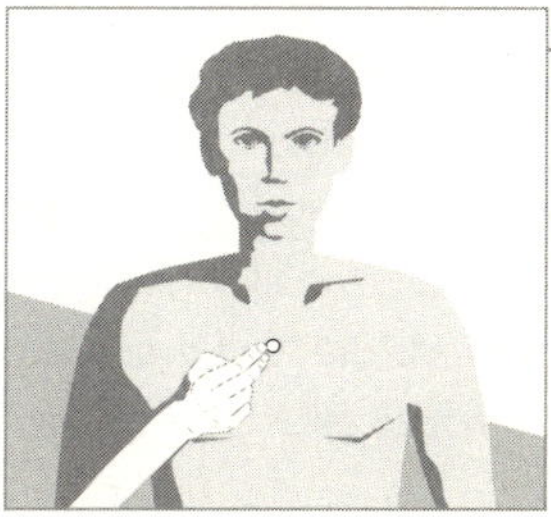

bist willkommen. Ich bin für dich da. Du kannst auf deine Weise leben. Ich bin stolz auf dich. Du hast genug getan. Du musst gar nichts tun.

Und dann, Sie ahnen es schon, klopfen Sie die Mittellinienpunkte.

Übung 5: Gutes verstärken als krönender Abschluss

Nun können Sie sich fragen, was waren bisher Ihre drei nützlichsten Gedanken, die besten Anregungen in diesem Buch, die schönsten Gefühle oder die besten Erinnerungen Ihres Lebens? Klopfen Sie gedanklich ausgerichtet auf diese Aspekte die Mittellinienpunkte.
Ebenso können Sie sich am Abend vor dem Einschlafen fragen: Was war am heutigen Tag gut? Welche drei Dinge? Und wenn Sie die erste Erinnerung haben: Mittellinienpunkte klopfen oder auch nur halten (zum Einschlafen ist das wahrscheinlich angenehmer).
Auch wenn Sie mal wieder allein im Stau stehen, können Sie sich fragen: Wann und wo habe ich mich das letzte Mal so richtig wohlgefühlt? Welches Tun erlebe ich als besonders befriedigend? Welche Werte sind mir wichtig? Welche Fähigkeiten habe ich entwickelt? Was ist auch schön daran, zzt. allein zu sein? Was ist das Beste daran, so alt zu sein, wie ich es bin? Wer bin ich, wenn ich mich mag? Was gibt mir ein Gefühl von Sinn im Leben?
Wenn Sie in einer Liebesbeziehung sind, können Sie sich fragen: Was ist besonders schön in meiner Beziehung? Was sind die tragendsten Momente in unserer Verbindung? Welche Hoffnungen haben uns zusammengeführt? Wann habe ich das letzte Mal das Potenzial unserer Verbindung so richtig intensiv gespürt? Was können wir gut zusammen? Was hat uns geholfen, schwierige Momente zu bewältigen? Woran merke ich, dass sich gemeinsame Erfolge einstellen? Was macht mich optimistisch? Welche meiner Stärken hilft, mir diese Verbindung zu leben? Was macht unsere gemeinsame Anziehung aus?
Und klopfen Sie die Punkte der Mittellinie. Um alles gut sacken zu lassen, lassen Sie es dann sein, genießen Sie Ihren Erfolg und ruhen Sie sich aus.

Übung 6: Glückstraining für die Liebe (nach M. A. Inke Jochims)

Wenn Sie unglücklich sind, weil Ihre Sehnsucht nach einer (genussvollen, befriedigenden) Liebesbeziehung noch unerfüllt ist, können Sie sich folgende Fragen stellen, die alle auf biologisch vorgegebenen Rudelinstinkten basieren:

Will ich einen Menschen ...

- damit ich jemanden habe, der zu mir passt?
- bei dem ich erwünscht bin, der mich begehrt?
- der mich vor Gewalt schützt, der das Überleben sichert?
- mit dem ich Sexualität leben kann?
- durch den ich mich wertvoll, interessant und wichtig fühle?
- dem ich meine Ideen mitteilen kann? Will ich machen können, was ich will?

Suchen Sie in der Gegenwart im Außen nach Hinweisen und bestärkenden Anhaltspunkten.
Lernen Sie, die Welt – mehrmals täglich – so wahrzunehmen, dass Ihnen jeder Rudelinstinkt Glücksgefühle, Freude und Frieden erlaubt.

Wenn wir uns in jedem der folgenden Aspekte wohlversorgt wissen, dann können wir gar nicht anders, als offen (und manchmal lächelnd) durch die Welt zu spazieren, und das ist eine optimale Voraussetzung für Liebesglück.

Und wann immer Sie etwas Wohltuendes entdeckt haben, dann klopfen Sie die Mittellinienpunkte und beobachten, was sich dadurch zum Guten verändert *(S. 109).*

Zusammenpassen

Wie erkennen Sie, dass es genügend Menschen gibt, die grundsätzlich zu Ihnen passen würden? Wissen Sie, dass Sie nicht mit jedem Menschen 100 % übereinstimmen müssen? Nicht einmal mit Ihrem Partner. Im Kontakt mit manchen Menschen, z. B. der Kassiererin in Ihrem Supermarkt, reichen auch 10 % oder 30 % völlig aus. Sie können in Ihrem Alltag auf gemeinsame Interessen und Eigenschaften achten. Sie können sich daran freuen, wie viel Prozent Ähnlichkeit Sie zwischen sich und Ihren Mitmenschen (und – sofern schon vorhanden – dem Menschen Ihres Herzens) entdecken können.

Erwünscht sein

Welche Hinweise gibt es, dass Sie bei anderen Menschen erwünscht sind?

Werden Sie aufmerksam für Zeichen von Zuneigung/Interesse/Aufmerksamkeit. Achten Sie alle paar Minuten auf kleine und große Hinweise, wie Menschen (auch der Mensch Ihres Herzens – sofern schon vorhanden) Ihnen und wie Sie anderen Menschen Sympathie zeigen. Registrieren Sie Zeichen wie Lächeln, offene Arme, Berührungen, Küsse, Zuhören, E-Mails, SMS, Austausch, Anrufe, Fragen, Erzählen.

Schutz

Welche Hinweise gibt es, dass Sie im Vergleich zur Steinzeit heute erheblich besser vor wilden Tieren, Gewalt und vor Kälte geschützt sind? Machen Sie sich deutlich, dass, auch wenn Sie glücklich sind, etwas in Ihnen weiterhin aufpassen wird, dass Ihr Leben ausreichend geschützt ist. *Welche Hinweise gibt es, dass Sie in nächster Zeit genug zu essen haben?* Machen Sie sich klar, dass Sie einen Kühlschrank haben, Supermärkte, Freunde, die Ihnen voraussichtlich vorübergehend aushelfen würden. Machen Sie sich klar, dass Sie eine «Höhle» haben (eine Wohnung, ein Haus, ein Auto, eine innere Heimstatt).

Freiheit

Welche Hinweise gibt es, dass Sie im Vergleich zur Steinzeit heute frei wählen dürfen? Dass Sie frei sind, Ihre Meinung zu äußern, sich einzubringen, ohne zwingend lebensgefährliche Sanktionen befürchten zu müssen? Welche Bilder würden Sie wählen, damit Sie wissen, dass alle Menschen grundsätzlich gleich sind? Vielleicht sich alle Menschen in Unterhosen vorzustellen? Oder alle mit gleichen Rangabzeichen oder mit großen Schildern: Gleichheit?

Einfluss

Welche Hinweise gibt es, dass Sie sich im Vergleich zur Steinzeit heute mit Ihren persönlichen Fähigkeiten und Ideen ganz einfach einbringen können? Dass Sie dafür nicht erst Rudelführer werden müssen? Es reicht, wenn Sie Ihre Ideen und Anregungen freundlich einbringen.

Welche Hinweise gibt es, dass Sie andere so sein lassen können, wie sie sind? Leben und leben lassen. *Welche Hinweise gibt es, dass Sie nicht der einzige Rudelführer (S. 72ff.) sind, an dem das Überleben ihrer Liebsten hängt?* Sie können sich gelegentlich zurücklehnen und ausruhen.

Suchen Sie kontinuierlich nach Hinweisen. Verankern Sie diese neue Sicht der Welt mindestens fünfmal täglich durch Klopfen. Lernen Sie, das bestehende Restrisiko zu akzeptieren. Machen Sie diese Übung Nr. 6 mindestens acht Wochen lang. So besteht eine realistische Chance, dass sich die neue Sicht der Welt automatisiert.

Übung 7: Positive Zielvision

Hier geht es darum, wie Sie ein positives Zielbild verankern können. Das Gehirn kann sich dann sozusagen schon an diese Vision gewöhnen, sich mit der neuen Möglichkeit vertraut machen. Sie geben ihm sozusagen ein Leitbild als Richtungshinweis, damit der Weg dorthin automatisch und leicht werden kann.

Machen Sie sich ein Bild Ihres gewünschten Liebesglücks und davon, wie Sie sich darin zukünftig erleben möchten. Bekommen Sie eine Idee davon, wie es sein wird, wenn Sie Ihren Wunschpartner gefunden haben, und wie Sie sich ihm/ihr gegenüber gern verhalten würden, selbst wenn er/sie sich schlimmstmöglich verhielte (Worst-Case-Szenario).

Das Ziel ist hier nicht, eine starre, fertige Zukunft zu erklopfen, sondern den Weg dahin vorzubereiten. Dazu kann gehören, zunächst mit sich allein in Frieden zu leben. All-ein-Sein kann im Gegensatz zum Einsam-Sein nämlich sehr schön sein.

Stellen Sie sich vor, wie Sie sich genau wunschgemäß verhalten. Stellen Sie sich das vor, während Sie mit den Augen ca. 45 Grad nach oben schauen und gleichzeitig den Integrationspunkt auf dem Handrücken klopfen (ca. 30 Sekunden bis zwei Minuten lang).

Der *Integrationspunkt/Handrückenpunkt* ist ein Punkt, der verschiedene energetische Bereiche verbindet und deshalb besonders geeignet ist für kreative Gestaltung und positive Zielvisionen. Wir nutzen diesen Punkt, um die *Imagination* realer werden zu lassen, weil er hilft, beschwingt zuversichtlicher zu sein.

Sie können sich z. B. vorstellen, wie Sie offen, ehrlich und ohne jegliche Vorwürfe mit dem Menschen Ihres Herzens reden oder wie Sie gemeinsam so richtig Spaß haben. Stellen Sie sich auch vor, wie Sie auf denkbare Schwierigkeiten reagieren. Es ist gut, sich auf mögliche Reaktionen vorzubereiten. Erlauben Sie sich, kreative, humorvolle oder auch völlig alberne Möglichkeiten zu finden. Ein Beispiel:

Ich habe einmal einer netten kleinen Katastrophe beigewohnt. Einem Quartett war vieles schiefgegangen, als eine der Sängerinnen sagte: *Wenn es nachts passierte, würde man es Albtraum nennen.*

Zielbildimagination

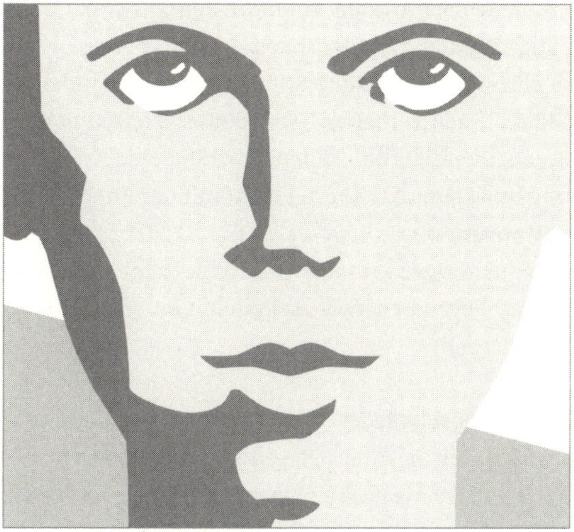

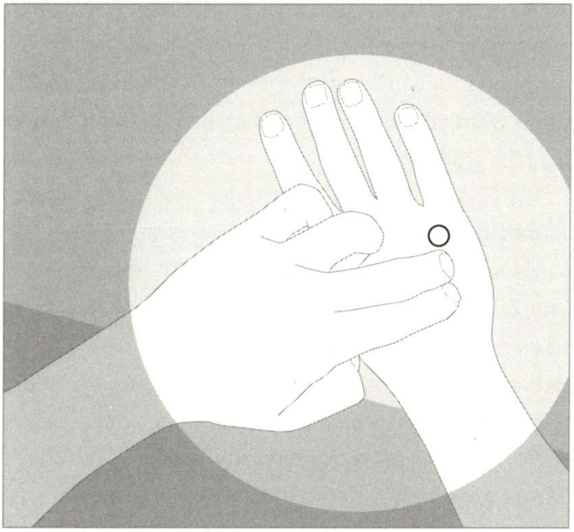

Die versteckte Selbstsabotage

Wenn wir trotz aller Bemühungen und Anstrengungen nichts so umsetzen können, wie wir wollen, schlimmstenfalls sogar das Gegenteil tun, dann liegt das meist an Blockaden. Folgen solcher Blockaden sind Dinge wie chronische negative Stimmung, mangelnder Selbstwert, schales Glück, Suchtverhalten, stockender Heilungsverlauf, übertriebene Bescheidenheit. Blockaden bewirken eine Art Schreibschutz, Veränderungsresistenz, Schwierigkeiten mit der Energieeffizienz und gebremste Motivation.

Wenn die bisherigen Übungsvorschläge keine ausreichende Wirkung entfalten, liegt höchstwahrscheinlich einer der fünf Saboteure vor (vgl. Bohne 2008):

Big Five[7]-Lösungsblockaden

- Big Five Nr. 1: Sie machen sich selbst einen Vorwurf
- Big Five Nr. 2: Sie machen jemand anderem einen Vorwurf
- Big Five Nr. 3: Sie haben eine Erwartung an jemand anderes
- Big Five Nr. 4: Sie fühlen sich kleiner, hilfloser und abhängiger, als es Ihrem realen Alter entspricht
- Big Five Nr. 5: Sie sind (unbewusst) loyal mit einem Ihnen nahestehenden Menschen, der (auch) nicht glücklich war oder noch immer nicht glücklich ist.

Alle Blockaden bewirken, dass wir auf der Stelle treten, uns verzetteln, dass unsere Energien in verschiedene Richtung ziehen und uns vielleicht sogar innerlich lähmen. Sind gleich mehrere Saboteure am Werk, wird es ganz vertrackt.

An Blockaden sind wir nicht schuld, weil wir uns ja weder bewusst dafür entschieden haben noch bisher wussten, dass es sie gibt, geschweige denn wie wir sie mit Unterstützung der EP auflösen können. Nun, da wir es wissen, können wir uns auch entscheiden, sie zu verändern.

Big Five Nr. 1: Vorwürfe gegen uns selbst sind eigentlich Zeitverschwendung. Die Vergangenheit können wir nicht mehr ändern. Sich deswegen Vorwürfe zu machen ist von vornherein überflüssig. Es ist, als würden wir auf ein wehrloses Opfer einschlagen. Begeben Sie sich also zukünftig nicht mehr vorwurfsvoll ins Museum der Vergangenheit, fangen Sie besser *jetzt* mit der Big-Five-Behandlung an. Jede einzelne Minute, die Sie so für sich investieren, ist bestens investiert!

Big Five Nr. 2: Auch Vorwürfe gegen andere bringen letztlich wenig, selbst wenn wir recht haben. Und während wir noch wüten, lassen es sich die anderen womöglich schon längst gut ergehen. Aber Rachephantasien haben immerhin eine wichtige Reinigungsfunktion (genießen Sie sie regelrecht für eine Weile. Sie haben ein volles Anrecht darauf). Dauerhaft bestehende Rachegefühle aber sind Zeichen für schwächendes Gebundensein im Opfer-Täter-Geschehen. Ein echtes Gefühl von Stärke kann sich darauf nicht gründen, weil erst der Akt der Befreiung aus Scham und Wut wirklich löst.

Big Five Nr. 3: Erwartungen an andere machen abhängig. Egal wie wünschenswert und berechtigt der Wunsch auch sein mag, wenn andere nicht wollen oder nicht können, bleiben wir zur Passivität verdammt, kreiseln in der Warteschleife und machen allen möglichen «Blödsinn», um uns von der misslichen Lage abzulenken. Ich bin überzeugt, dass wir Dinge erwarten, die wir wirklich einmal hätten bekommen sollen. Z. B. hätten wir in jüngeren Jahren ein Recht gehabt auf Unterstützung und Ermutigung. Trotz aller Enttäuschungen hofft etwas in uns ausdauernd und unermüdlich weiter. Eigentlich ein wunderbarer Anteil, der so viel Frustration überdauert. Wenn wir ihn gewinnen, für uns statt weiterhin gegen uns zu arbeiten, dann wird es uns erheblich besser gehen. Wenn wir diesen kraftvollen Teil zur Rückendeckung haben, kann das Leben viel besser werden.

Anderen zu verzeihen ist grundsätzlich gut. Wir sollten es mit dem Verzeihen aber auch nicht forcieren. Es kommt ohnehin automatisch, nicht erzwungenermaßen, sondern als krönender Abschluss, zu gegebener Zeit, wenn alle Gefühle ihren Raum hatten. Dann können wir ganz leicht verzeihen, vor allem, wenn wir wissen, dass die anderen eben nicht anders konnten. Wenn Sie es dann mit Hilfe dieser Übungen schaffen, **Big Five Nr. 4:** innerlich nicht mehr zu schrumpfen, und **Big Five Nr. 5:** es sich zu erlauben, erfolgreicher, glücklicher oder freier zu leben als Ihre Eltern oder andere Ihnen nahestehende Menschen, dann haben Sie die besten Karten, in Liebesangelegenheiten glücklich zu werden.

Was hilft: *dysfunktionale Erwartungen (an sich selbst und an andere) loslassen, bedingungslose Selbstannahme, verzeihen (so weit angemessen), im Hier und Jetzt erwachsen bleiben, dysfunktionale Bindungen lösen (Überverantwortlichkeit, Verschmelzung etc.) und dann sich, das Leben und die Liebe genießen, so gut es irgend geht.*

Big-Five-Arbeitsliste

1.	Machen Sie sich einen Selbstvorwurf? **Big Five Nr. 1 ...**	
2.	Machen Sie anderen einen Vorwurf? Wem? **Big Five Nr. 2 ...**	
3.	Erwarten Sie irgendetwas von irgendjemandem? **Big Five Nr. 3 ...**	
4.	Wie alt fühlen Sie sich? **Big Five Nr. 4 ...**	
5.	Wem gegenüber sind Sie loyal, wenn Sie sich «so» fühlen? Bzw. von wem entfernen Sie sich, wenn Sie Ihr Glück mit der Liebe finden und genießen? **Big Five Nr. 5 ...**	
6.	Wie intensiv ist es auf einer Skala von 0 bis 10 im Moment noch? ...	

Selbstvorwürfe

Selbstvorwürfe können sich wie ein permanenter Störsender verhalten, der andauernde Perfektion fordert und uns vorwirft, dass wir nicht besser, schneller, höher, weiter sind. Hier finden sich viele der Themen und unrealistischen Erwartungen an uns selbst.

Übung: *Den folgenden Satz dreimal laut aussprechen (dabei den Selbstakzeptanzpunkt im Uhrzeigersinn reiben oder den Zeigefinger klopfen):*
«Auch wenn ich mir (immer noch) den Vorwurf mache, dass ich (ggfs. verschiedene Formulierungen und Gedanken einsetzen/z. B. ... nicht schlank genug für die Liebe bin/... ein Pinguin und keine Giraffe bin), liebe und akzeptiere ich mich aus vollem Herzen so, wie ich bin.»

Wenn Sie in der Vergangenheit nicht anders konnten, als auf eine bestimmte Art und Weise zu handeln, können Sie den folgenden Satz dreimal laut aussprechen (dabei den Selbstakzeptanzpunkt im Uhrzeigersinn reiben oder den Zeigefinger klopfen):

«Und jetzt verzeihe ich mir aus ganzem Herzen, da mir klar wird, dass ich nicht anders ***konnte****!»*

Wenn Sie nicht anders *wollten* und wenn Sie zunächst versuchsweise so tun, als ob, könnten Sie den folgenden Satz dreimal laut aussprechen:

«Und jetzt verzeihe ich mir aus ganzem Herzen, da mir klar wird, dass ich nicht anders ***wollte****!»*

«Und jetzt verzeihe ich mir aus ganzem Herzen, da mir klar wird, dass ich eben so ***war*** *und* ***manchmal*** *noch immer so bin.»*

Gewöhnen Sie sich an neue, wohltuendere Gedanken und Gefühle. Schritt für Schritt.

Selbstakzeptanzpunkt

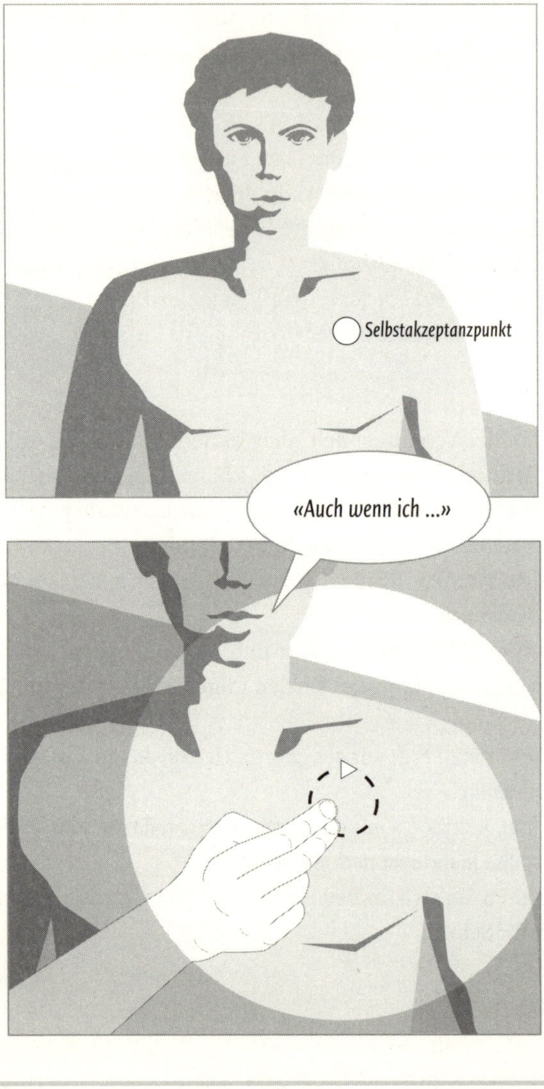

Vorwürfe gegen andere

Hier finden sich Vorwürfe gegen die Eltern, Lehrer, Geschwister, Gott, das Schicksal usw. *Warum habt ihr? Warum habt ihr nicht? Nie habt ihr!*

Bei Vorwürfen anderen gegenüber sprechen Sie bitte folgenden Selbstakzeptanzsatz dreimal laut aus:

Beispiel: «Selbst wenn ich Papa (Mama, meinem Mann, meiner/m Ex etc.) (immer noch) vorwerfe .... (z. B. mich nicht richtig behandelt zu haben), liebe und akzeptiere ich mich aus vollem Herzen so, wie ich bin.»

Jetzt Ihr persönlicher Satz: «Selbst wenn ich .... (immer noch) vorwerfe .... liebe und akzeptiere ich mich aus vollem Herzen so, wie ich bin.»

Erforschen Sie, inwiefern Sie den folgenden Satz schon sagen können. Lassen Sie sich Zeit, probieren Sie es mehrfach. Es muss nicht sofort *bewusst* wirken:

«Und jetzt verzeihe ich .... aus ganzem Herzen, dass er/sie .... da mir jetzt klar wird, dass er/sie nicht anders konnte!»

Ein Alternativsatz wäre:

«Selbst wenn .... nicht anders konnte, als mir dies anzutun, liebe und akzeptiere ich mich so, wie ich bin, und lasse die Verantwortung für dieses Verhalten, diese Verletzung bei ihm/ihr!»

Machen Sie sich klar, dass Sie diese Übung machen, damit es Ihnen gut geht. Es heißt nicht, dass der Anlass nicht so schlimm war. Es heißt nur, dass Sie nicht länger bereit sind, die Last zu tragen, um denen, die es wahrscheinlich ohnehin nicht wissen wollen, doch noch zu beweisen, dass deren Verhalten nicht richtig war. Nach dem Motto: *Wenn es mir nur schlecht genug geht, wird es den anderen schon leidtun.* Irrtum, leider. Die, die so sind, können sich meist einfach nicht mit ihrem Anteil der Verantwortung auseinandersetzen, oder sie haben es schlicht vergessen.

Im besten Fall hilft Ärger, mutiger die eigene Meinung zu vertreten. Machen Sie die Übungen für sich, ohne zu erwarten, dass andere sich dadurch ändern. Schreiben Sie einen Wut-Brief (den Sie so nicht abschicken), schimpfen Sie Bäume an, zerdeppern Sie eine Vase (am besten eine alte). Manchmal entlastet das, hilft, das Alte endlich abzuschließen. Das Befreiungsritual können Sie mit dem Klopfen des Thymuspunktes beenden, um das Gefühl von Befreiung zu verankern. Denn Sie haben es verdient, sich frei zu fühlen!

Wenn die Vorwürfe nicht enden wollen, könnten Sie folgende Formulierung probieren, inklusive Reibens, des Selbstakzeptanzpunktes:

Bei Selbstvorwürfen: «Selbst wenn ich lieber weiter leide, anstatt mir oder (Name eintragen) zu verzeihen, liebe und akzeptiere ich mich aus vollem Herzen so, wie ich bin.»

Sie könnten auch für den Anfang *so tun, als ob*, als ob Sie schon verzeihen könnten, und neugierig erspüren, was sich dadurch für Sie verändert.

Arbeitsblatt: *Selbstakzeptanz bei Vorwürfen anderen gegenüber*

1.	Meine Eltern sind schuld!	Auch wenn sie nicht anders konnten, als mir dies anzutun, liebe und akzeptiere ich mich so, wie ich bin, und lasse die Verantwortung für dieses Verhalten bei ihnen! … Ich kann jetzt wissen, dass sie damals leider nicht anders konnten! Ich verzeihe mir und ihnen, so gut ich schon kann! Ein glückliches Leben ist die beste Rache! …
2.	Mein Partner ist schuld!	Und jetzt verzeihe ich ihm/ihr aus ganzem Herzen, da mir jetzt klar wird, dass er/sie nicht anders konnte! … Ich konzentriere mich jetzt auf die Gegenwart. Nie wieder lasse ich mich so behandeln! Ich wehre mich jetzt! Wir beide können uns weiterentwickeln! …

3.	Mein früherer Partner ist schuld!	Und jetzt verzeihe ich ihm/ihr aus ganzem Herzen, da mir jetzt klar wird, dass er/sie nicht anders konnte! ... Heute sorge ich dafür, dass ich besser behandelt werde! Ich habe daraus gelernt! Wir beide haben uns weiterentwickelt! ...
4.	Das Schicksal ist schuld!	Ich vertraue, so gut ich kann, darauf, dass es zu irgendetwas gut war ... Ich darf dem Schicksal auch mal zürnen! Das hält es aus! Ich muss es nicht schonen! Ich öffne mich für Besseres! ...

Erwartungen an andere

Hier kann es sich um Erwartungen an Eltern, Lehrer, Geschwister, Gott, das Schicksal, fiktive Retter handeln. Ein Teil von Ihnen hält hartnäckig (bis zur Nackenstarre) daran fest: *Ich muss es (das schmerzlich Vermisste) doch bekommen, das Wunder wird passieren!*

Manchmal kann das Warten erst aufhören, wenn wir, am besten im Beisein eines anderen Menschen, eine Weile betrauern durften, dass wir zu früh erwachsen sein mussten, zu wenig Hilfe hatten usw. Das hat dann nichts mit Selbstmitleid zu tun, sondern ist ein notwendiger Zwischenschritt der Selbstfürsorge. Auch so kann eine gute Selbstbeziehung und damit eine gesunde Form der Eigenverantwortung entstehen.

Sprechen Sie den folgenden Satz mindestens dreimal, während Sie den Selbstakzeptanzpunkt im Uhrzeigersinn reiben oder den Zeigefinger klopfen

Ihr persönlicher Satz: «Selbst wenn ich (immer noch) in einer passiven Erwartungshaltung gegenüber .... verharre, liebe und akzeptiere ich mich aus vollem Herzen so, wie ich bin, und gewöhne mich an den Gedanken, mein Leben selbst in die Hand zu nehmen.»

Innerliches Schrumpfen

Manchmal hilft es, gezielt gegenzusteuern, sobald wir merken, dass wir schrumpfen, indem wir uns z. B. erden, den Boden unter den Füßen spüren, atmen, uns innerlich sagen: «Ich. Jetzt. Hier.»

Ein andermal hilft es, Ihrem jüngeren Ich-Anteil zu sagen: *Du musst gar nichts, ich mache das! Versteck dich hinter mir, guck zu, wie ich mit der Situation umgehe, und sag mir später, was du davon hältst, sag es nur mir, nicht anderen. Ich kann verstehen, wie du dich fühlst, auch wenn ich erwachsen bleibe. Ich muss mich nicht fühlen, wie du dich fühlst. Ich erledige diese Aufgabe!*

Der Erwachsene kann fühlen, ob er Windeln anhat, oder nach anderen Beweisen suchen, dass er erwachsen ist, und sich sagen: *Auch wenn es mir keinen Spaß macht, löse ich jetzt erwachsen diese Aufgabe!*

Übung:

Sprechen Sie den folgenden Satz mindestens zwei- bis dreimal, während Sie den Selbstakzeptanzpunkt im Uhrzeigersinn reiben oder den Zeigefinger klopfen. Ihr persönlicher Satz: «Selbst wenn ich (immer noch) innerlich schrumpfe, wenn ich ...., liebe und akzeptiere ich mich aus vollem Herzen so, wie ich bin. Ich kann lernen, so ressourcenvoll zu bleiben, wie es meinem heutigen biologischen Alter entspricht.»

Loyalitätskonflikte

Hier kann es um die Frage gehen: Darf es mir besser gehen als Eltern, Geschwistern, meinem Partner? Glaubt etwas in mir, das wäre undankbar? Würde es heißen, ich liebe sie nicht, hätte sie nie geliebt? Würde ich von ihnen nicht mehr geliebt werden? Würde ich dann auf ewig ganz allein sein?

Sprechen Sie den folgenden Satz mindestens dreimal, während Sie den Selbstakzeptanzpunkt im Uhrzeigersinn reiben oder den Zeigefinger klopfen.
«Auch wenn ich (immer noch) aus Loyalität gegenüber .... auf mein volles Liebesglück verzichte, liebe und akzeptiere ich mich aus vollem Herzen so, wie ich bin, und erlaube mir allmählich so viel Liebesglück wie nur irgendmöglich.»

Anmerkungen

1 Dieses Kapitel ist in weiten Teilen den entsprechenden Abschnitten aus den Büchern «Klopfen gegen Lampenfieber» und «Feng Shui gegen das Gerümpel im Kopf» von Michael Bohne angelehnt.

2 Zur Wirksamkeit der Energetischen Psychologie siehe auch Bohne/Eschenröder/Wilhelm-Gößling (2006) sowie Bohne (2008) Einführung in die Praxis der Energetischen Pschotherapie

3 Bartels und Zeki (2007)

4 Der «Gelassenheitsspruch» geht schon auf Marc Aurel zurück und wird erfolgreich in 12-Schritte-Gruppen genutzt

5 Dieser Abschnitt ist angelehnt an Peichl (2007)

6 Diese Übung geht auf eine Anregung von Karl-Josef Sittig zurück

7 zur Bedeutung der einzelnen Akupunkturpunkte siehe auch Müller (2001)

Zehn praktische Schritte, die Liebe zu finden

«Eine Reise von tausend Meilen beginnt mit dem ersten Schritt.»
(Lao-tse)

Machen Sie sich langsam, stetig und vor allem entspannt auf den Weg. Nutzen Sie die folgenden *Zehn Schritte*, um Ihr Liebesglück leichter zu finden. Diese Entwicklungsschritte auf dem Weg zur Liebe folgen, psychologisch gesehen, der Persönlichkeitsentwicklung eines jeden Menschen hin zu Individualität und Identität. Sie lauten:

1. Ich bin ich!
2. Ich bin o. k.
3. Es ist meine Verantwortung!
4. Weil ich es mir wert bin!
5. Ich öffne mich!
6. Ich spiele!
7. Ich will, ich kann und ich tue es!
8. Ich interessiere mich für ..., ich sehne mich nach ...!
9. Ich experimentiere mit Mr/Mrs Right
10. Ich wähle Mr/Mrs Right!

Nehmen Sie sich die Zeit, um jeden einzelnen Schritt im Folgenden zu erkunden und kennenzulernen. Jeder Schritt wird eingeführt, an beispielhaften und aufbauenden Sätzen erläutert und durch kleine Klopfübungen begleitet und bestärkt.

Die zehn Schritte auf dem Weg zur Liebe funktionieren, wenn das negative emotionale Erregungsniveau nicht zu hoch ist. Es braucht oft nur wenig, um viel zu verändern.

* 1. Schritt **Ich bin ich!**

«Das Geheimnis des Erfolgs? Anders sein als die anderen.»
(Woody Allen)

In diesem Stadium geht es zunächst darum, dass Sie sich Ihrer selbst *bewusst werden*. Dies bildet die Voraussetzung zur anschließenden *Selbstannahme*.

- Nehmen Sie sich Zeit für sich selbst und lernen Sie sich selbst kennen.
- Fragen Sie sich, was Sie mögen und was Sie nicht mögen.
- Entdecken Sie, was Sie können und was Sie nicht können.
- Erkennen Sie, wie es ist, wenn Sie *ge-erdet* in der Gegenwart sind.
- Spüren Sie den Boden unter Ihren Füßen, spüren Sie Ihren Atem.
- Achten Sie darauf, was Sie sehen, was Sie hören, was sich angenehm anfühlt.
- Spüren Sie, in sich zu sein anstatt neben sich.
- Be-sinnen Sie sich im *Hier und Jetzt*, anstatt in Phantasiewelten zu reisen.
- Leben Sie im Bewusstsein Ihres realen Alters und Seins.
- Fragen Sie sich, was Ihre Wünsche, Stärken und Fähigkeiten sind.
- Entdecken Sie, was Ihnen Freude macht.
- Entdecken Sie, wie Sie auf bestimmte Dinge reagieren, auf Geschenke, Fotos ...
- Erkennen Sie, wie Sie kommunizieren.
- Machen Sie sich klar, was das Beste an Ihrem realen Alter ist.

EP-Übungstipp:
Klopfen Sie den Gelassenheitsspruch (S. 84, 109), stimulieren Sie den Thymuspunkt (S. 63), machen Sie die Überkreuz- und die Fingerberührübung regelmäßig (S. 64).

* 2. Schritt **Ich bin o. k.!**

«Jedenfalls ist es besser, ein eckiges Etwas zu sein als ein rundes Nichts.» (Friedrich Hebbel)

Hier geht es darum, dass Sie sich bedingungslos in Ihrem momentanen Sein annehmen, d. h. auch in den Eigenarten, die Sie im Schritt zuvor kennengelernt haben.

- Nehmen Sie sich (so gut Sie können) an in dem, was Sie sind und was Sie nicht sind.
- Nehmen Sie sich an, auch wenn Sie mehr sein wollen, als Sie sind.
- Nehmen Sie sich in dem an, was Sie haben, und in dem, was Sie nicht haben.
- Entdecken Sie, was Sie aus den Herausforderungen Ihres Lebens gelernt haben.
- Entdecken Sie, wie gerade die schwierigen Erfahrungen Sie zu dem Menschen gemacht haben, der Sie sind.
- Welche Erfahrungen machen Sie besonders stolz, froh, glücklich?
- Welche Formen von Glück gab es in Ihrem Leben?
- Akzeptieren Sie sich mit allen Ihren Gefühlen und Gedanken (so gut Sie können).

EP-Übungstipp:

Machen Sie regelmäßig die Selbstannahmeübungen (S. 70, 83), auch die Altlastenentsorgung (S. 62 ff.). Wann immer Sie etwas finden, was Sie an sich gut finden, verstärken Sie es (S. 106).

* 3. Schritt **Es ist meine Verantwortung!**

«Wann, wenn nicht jetzt? Wo, wenn nicht hier? Wer, wenn nicht wir?»
(John F. Kennedy)

In diesem Schritt meint *Verantwortung* zu übernehmen, sich aktiv für sich einzusetzen. Handeln Sie, Sie dürfen und müssen geradezu etwas für sich tun.

- Engagieren Sie sich aktiv für das eigene Wohlempfinden.
- Werden Sie aufmerksam für Ihre Bedürfnisse.
- Nehmen Sie sich wichtig und üben Sie sich in Selbstfürsorge.
- Werden Sie ein Glücksbringer für sich selbst.
- Übernehmen Sie Selbst-Verantwortung auch gegen Minderwertigkeitsgefühle.
- Wagen Sie, JA und NEIN zu sagen.
- Steigen Sie aus Co-Abhängigkeiten aus («Ich stehe nicht mehr zur Verfügung. Ich bin stattdessen offen für einen Menschen, der da ist AUCH für mich»).
- Erinnern Sie sich an Momente der Tatkraft.
- Lösen Sie Wut und Frust aktiv.
- Entrümpeln Sie, schaffen Sie Platz für Neues.
- Erledigen Sie regelmäßig auch Unangenehmes.
- Wählen Sie Sinn und Engagement für Ihr Leben (unabhängig von einer Beziehung).
- Entdecken Sie vielfältige Möglichkeiten, liebevolle Gefühle zu erleben, indem Sie für andere da sind, sorgen, pflegen.
- Tun Sie sich jeden Tag etwas Gutes.
- Setzen Sie sich lebendig und aktiv ein. Üben Sie Einfluss aus.
- Entwickeln Sie Ihre Fähigkeit, Dankbarkeit, Glück, Genuss und Freude zu erleben.
- Entspannen Sie sich: Eine Beziehung zu haben ist wichtig, aber es ist nicht das Wichtigste! Und natürlich ist *Liebe* auch das einzig wirklich Wichtige.

EP-Übungstipp:
Pflegen Sie erwünschte Gefühle wie Motivation und Geduld regelmäßig (S. 107), nutzen Sie die Übungen auch zum Wut- und Frustabbau (S. 70ff.).

* 4. Schritt ***Weil ich es mir wert bin!***

«Man liebt das, wofür man sich müht, und man müht sich für das, was man liebt.»
(Erich Fromm)

Ich bin es mir wert, so reift eine reflektierte, angemessene Selbstliebe. Dieses Stadium ist geprägt von der Haltung, dass Ihnen etwas zusteht – aus einem gesunden Egoismus und Selbst-Wertgefühl heraus.

- Gönnen Sie sich etwas: nette Worte, Lachen, Lächeln, Ruhe, Pausen ...
- Verwöhnen Sie sich (ein guter Duft, ein Bad, eine Rose, wohltuende Farben, Kraftsymbole etc.).
- Regen Sie sich an (mit Kunst, Musik, Bildern, Ausstellungen, Urlaub, gutem Essen, Sport etc.).
- Pflegen Sie Ihren Selbst-Wert in Gedanken (*«Ich bin ein Plus-Punkt»*), mit Selbst-Lob (*«Eigenlob stimmt!»*), idealisieren Sie sich ein bisschen.
- Feiern Sie auch kleine Erfolge und Fortschritte.
- Bleiben Sie wertschätzend und freundlich mit sich selbst vor allem auch bei Fehlern und Problemen (sie sind kein Beweis Ihrer Inkompetenz, sie bieten hilfreiche Informationen und Entwicklungspotenzial).
- Schaffen Sie Raum für Ihre schönen Erinnerungen (erfolgreiche Momente).

EP-Übungstipp:
Nutzen Sie die Turbo-Entspannung (S. 61), die Technik Positives Verstärken (S. 105 ff.), entwickeln Sie selbstwertstärkende Sätze und Verhaltensweisen (S. 95 ff.).

* 5. Schritt **Ich öffne mich!**

«Unsere Wünsche sind Vorboten desjenigen, was wir zu leisten imstande sind.»
(Goethe)

In diesem Schritt geht es darum, dass Sie sich allen Facetten des Lebens und der Umwelt gegenüber öffnen. Sie wagen es als soziales Wesen mit eigener Persönlichkeit und Identität, mit der Umwelt in Kontakt zu treten – liebenswert und selbstbewusst.

- Öffnen Sie sich mutig, zeigen Sie sich, kommunizieren Sie (authentisch, echt, direkt).
- Malen Sie sich nicht länger aus, was alles schiefgehen könnte.
- Malen Sie sich aus, wie die Lösung sich entwickeln könnte.
- Zeigen Sie auch manches Mal das, was Sie eigentlich zu verstecken gelernt haben.
- Vertrauen Sie in Ihre Stärken (andere haben recht, wenn sie sich für Sie interessieren!).
- Konzentrieren Sie sich auf stärkende Gedanken, Gefühle und innere Worte.
- Suchen Sie positive Verstärker.
- Fragen Sie sich, welchen hilfreichen inneren Begleiter Sie haben.
- Stellen Sie sich die schützende und wohlwollende Rückendeckung eines Lieblingslehrers oder eines anderen «Schutzengels» vor. Erleben Sie bewusst, wie Sie sich dadurch sicherer und geborgener fühlen.

- Wählen Sie sich einen oder mehrere hilfreiche ständige innere Begleiter.
- Gucken Sie sich Ihnen wohlwollend zugewandte Personen aus.
- Überlegen Sie, wer Ihnen guttut, Sie stärkt und wen Sie lieber «zu Hause» (weg)lassen.
- Stehen Sie zu sich.
- Schaffen Sie sich Räume, wo Sie sich unverstellt zeigen können.
- Wählen Sie! (Ihre Freunde, Selbsthilfegruppen, Hobbys ...)

EP-Übungstipp:
Pflegen Sie stärkende Erinnerungen (S. 106 f.) oder entwickeln Sie positive Zielvisionen (S. 113 ff.), nutzen Sie die Zwischenentspannung (S. 75).

* 6. Schritt **Ich spiele!**

«Es wird nicht immer ein Weg daraus, wenn sich mal einer mit der Planierraupe verfährt.»
(Thomas C. Breuer)

Um auf dem Weg zur Liebe voranzukommen, um in Liebesangelegenheiten zu reifen, braucht es Freiraum zum Spielen, Üben, Ausprobieren.

- Spielen Sie, werden Sie neugierig.
- Suchen Sie Abenteuer, Herausforderungen und das, was Sie erfüllt, begeistert, belebt.
- Pflegen Sie Freude, Lust und Leidenschaft.
- Treffen Sie Entscheidungen und tragen Sie aufrecht und selbstbewusst die Konsequenzen.
- Stehen Sie zu dem, was das Leben Ihnen bietet, sagen Sie innerlich JA.

- Gestatten Sie sich, dass Sie es so gut machen, wie Sie es momentan können.
- Machen Sie sich bewusst, dass letztendlich alles freiwillig ist.
- Verdeutlichen Sie sich, dass Sie wollen (nicht müssen oder sollen) UND
- pflegen Sie Ihren Humor.
- Tun Sie auch mal so, *als ob* Sie schon ...
- Seien Sie einmal kindlich bis kindisch.

EP-Übungstipp:
Pflegen Sie unterstützende Emotionen (S. 111ff.), entwickeln Sie positive innere Haltungen (S. 100ff.).

* 7. Schritt **Ich will, ich kann und ich tue es!**

«Irgendwann habe ich auch mal Glück. Vielleicht auch schon früher.»
(D. Hansen)

Hier geht es darum, Mut zu schöpfen, Ihre zunehmende Ausrichtung auf Ihr ICH und das fremde DU. Sie nähern sich Ihrem Ziel auf dem Weg zur Liebe immer konkreter.

- Stärken Sie Ihre Motivation und Hoffnung für Begegnungen.
- Treffen Sie Entscheidungen und schaffen sich Freiräume.
- Vermeiden Sie jedes «*egal, weiß nicht*».
- Überlegen Sie sich, was Sie ausprobieren wollen, und tun Sie es.
- Statt in passiver Opferhaltung zu erstarren, werden Sie aktiv, gestalten Sie.
- Bewältigen Sie jeden Tag eine kleine Herausforderung.
- Feiern Sie Zwischenerfolge.
- Machen Sie sich kleine Etappensiege bewusst.

- Vertrauen Sie darauf, dass die Zukunft anders sein kann als die Vergangenheit.
- Sammeln Sie innere Mutmacher (Sätze, Wörter, Farben, Gefühle, Symbole ...).
- Sammeln Sie äußere Mutmacher (Dinge, Symbole, aber auch Menschen ...).
- Gönnen Sie sich Hoffnungselixiere.
- Erinnern Sie sich an die Glückstreffer Ihres Lebens.
- Pflegen Sie Ruhe, Ausdauer und Zuversicht.
- Fragen Sie sich, wie es wäre, wenn Sie sicher wüssten, dass Sie Ihr Ziel erreichen.
- Vertrauen Sie: Auf jeden Topf passt ein Deckel.
- Erinnern Sie: Gut Ding will Weile haben.
- Pflegen Sie Freude und Gelassenheit.

EP-Übungstipp:
Machen Sie täglich Übungen zur Förderung unterstützender Glaubenssätze (S. 105), rufen Sie ganz gezielt gewünschte Emotionen wach (S. 107, 110).

* 8. Schritt **Ich interessiere mich für ..., ich sehne mich nach ...!**

«Hinter jeder Ecke lauern ein paar Richtungen.»
(Stanislaw Jerzy Lec)

Mit diesem Schritt zeigen Sie sich offen bereit für die Liebe. Sie treten damit konkret ins Rampenlicht, auch mit Ihrem Wunsch nach einer Liebesbeziehung. Sie sammeln Erfahrungen mit anderen Menschen rund um das Thema Liebesbeziehungen.

- Zeigen Sie Interesse an anderen.
- Bauen Sie aktiv Kontakte auf zu Menschen, die Sie interessieren.
- Stellen Sie aktiv Kontakt her zu fremden Menschen.
- Entwickeln Sie Menschenkenntnis.
- Lernen Sie auszuwählen.
- Regulieren Sie Nähe und Distanz nach Ihrem Bedürfnis.
- Üben Sie Geben ebenso wie Nehmen.
- Lernen Sie, mit Fehlern umzugehen.
- Reagieren Sie einmal anders, als Sie normalerweise reagieren würden.
- Werden Sie eine lernende Organisation.
- Zeigen Sie Mut im offenen Zugeben, dass Sie einen Partner suchen.
- Bauen Sie Netzwerke auf und lassen Sie sich helfen.

EP-Übungstipp:
Nutzen Sie Kalamitäten (S. 86), bauen Sie kreative Selbstannahme auf (S. 95 ff.).

* 9. Schritt **Ich experimentiere mit Mr/Mrs Right**

«Wahrlich nie sucht der Liebende, ohne von der Geliebten gesucht zu werden.» (Rumi, Mystiker)

In dieser Phase wird gezielt Beziehung gelebt, entdeckt, entwickelt und beurteilt.

- Wagen Sie sich an für Sie sehr attraktive Menschen heran.
- Bauen Sie ganz gezielt Kontakte auf zu Menschen, die Sie stark interessieren.

- Lächeln Sie sie an, sprechen Sie mit ihnen, hören Sie ihnen zu.
- Suchen Sie nach dem Rohdiamanten (nicht gleich nach dem fertigen Diamanten).
- Klären Sie, was für Sie in einer Partnerschaft ein Muss und was verhandelbar ist.
- Entdecken und erleben Sie etwas gemeinsam mit jemandem, der Ihnen wirklich wichtig ist. Bleiben Sie im Kontakt unabhängig, zentriert, anwesend, erwachsen.
- Formulieren Sie Ihre Wünsche, Erwartungen und Ziele.
- Bauen Sie ab und zu absichtlich kleine Fehler und Peinlichkeiten ein.
- Erproben Sie verschiedene Wege, um auf Pannen zu reagieren.
- Vor dem ersten Date: Denken Sie an etwas Schönes.
- Malen Sie sich ganz konkret aus, wie Sie sich in der Situation erleben möchten.
- Stellen Sie sich vor, dass etwas schiefgeht und wie Sie auf diese Panne am liebsten reagieren würden, z.B. mit Humor, Charme, heiterer Gelassenheit etc.
- Sagen Sie sich positive Sätze (innere Cheerleader).
- Verfahren Sie während des Dates ganz nach dem Motto: *Ich, jetzt, hier!* in Ruhe und innerer Sammlung voll und ganz im Prozess – positiv gesinnt.
- Und beachten Sie, dass ein erstes Treffen nur ein kleiner Teil Ihres Alltags und Lebens ist.

EP-Übungstipp:

Entwickeln Sie einen lockeren Umgang mit Pannen (S. 86), effizientes Worst-Case-Management (S. 113), pflegen Sie positive innere Sätze (S. 85).

* 10. Schritt **Ich wähle Mr/Mrs Right**

«... und immer stößt du zuletzt auf etwas Unergründliches und dies Unergründliche heißt: Leben.»
(Albert Schweitzer)

Hier geht es um die Entscheidung für Ihre spezielle persönliche Zweisamkeit.

- Nähern Sie sich diesem Glück behutsam, offen und risikobereit.
- Lassen Sie sich bewegen.
- Lassen Sie sich erschüttern.
- Erlauben Sie sich, unsicher zu sein.
- Erlauben Sie sich, verwirrt zu sein.
- Erlauben Sie sich, glücklich zu sein, und zeigen Sie es.
- Lernen Sie miteinander.
- Entwickeln Sie lebendige und liebevolle Glücksrituale.
- Lassen Sie sich überraschen.
- Üben Sie spielerische Eskalation.
- Üben Sie spielerische Deeskalation.
- *Spielen* Sie gute Kommunikation genauso wie schlechte.
- Zeigen Sie sich auch mal ganz anders als gewohnt.
- Drücken Sie Ihre Zuneigung immer mal wieder anders aus.
- Genießen Sie den Kontakt (Blickkontakte, Zärtlichkeiten etc.) und zeigen Sie es.

EP-Übungstipp:
Machen Sie weiterhin regelmäßig Stressmanagement (S. 61), stärken Sie gemeinsame schöne Erinnerungen (S. 98) und erfreuliche Gemeinsamkeiten (S. 87, 106, 108).

Und nun viel Freude und Erfolg beim Erproben!

Dank

«Wir sind Zwerge auf den Schultern von Riesen.» (Diego de Estella

Mein Dank gilt allen, die ihre Gedanken, Gefühle, ihr Wissen und ihre Fähigkeiten teilen, um wo nötig Annahme und wo möglich Veränderung zu ermutigen. Ohne viele andere Menschen wäre ich nicht die, die ich bin, und hätte nicht dieses Buch geschrieben. Einigen möchte ich stellvertretend namentlich danken:

- dafür, dass sie meine Werte und mein Können angeregt haben: Herrn Leibinger, Georg Mika, Frau Dr. Hirth, Monsieur Lanzere; Dr. Almuth Massing, Docteur B. Kolev, Prof. Dr. Hellmuth Freyberger, Prof. S. O. Hoffmann, Dr. Dipl.-Psych. Wolfgang Lempa, Prof. Dr. Hofer, Dr. Ellis Huber, Dr. Anita Ockel, Dr. Besser, Dr. Lohaus, Prof. Dr. Ulrich Gebhard, Dr. Gunther Schmidt, Dipl.-Psych. Bernhard Trenkle; Chris Froehlich, Dr. Marcel Ritter, Dr. Gunthard Weber, Dr. Walther Lechler, Dr. Jirina Prekop, Horst Esslinger, Jeff und Julia Gordon, George Rynick, Robert Dilts, Dr. Dipl.-Psych. Friederike Janofske, Dr. Jeffrey Zeigg, Dr. Camillo Loriedo, Dr. Eric Greenleaf, Dr. Julie H. Linden, Frank Farrelly, Dr. Alexa Mohl, Dipl.-Psych. Birgit Bader, Dipl.-Soz.-Päd. Ulrike Dickenhorst, Inke Jochims, Michael Weber, Dipl.-Psych. Oliver Schubbe, Dipl.-Psych. Claudia Erdmann, Dr. Maggie Phillips, Ph. D. Woltemade Hartman, Dr. Jochen Peichl, Dipl.-Psych. Claudia Weinspach, Dipl.-Psych. Dr. Kai Fritzsche.
- Dr. Fred Gallo danke ich dafür, dass er sich der Klopftechnik mit dieser hervorragenden Buchreihe angenommen hat, sowie dass ich über ihn der Energy Psychology® begegnet bin.
- Dr. med. Michael Bohne danke ich für seine Vorarbeit und Unterstützung für dieses Buch. Ohne ihn wäre es nicht erschienen.
- Ohne die regelmäßigen Arbeitstreffen des *Norddeutschen Kollegium für Energetische Psychotherapie* hätte ich die vielen Erfolge, die ich mit der EP erlebt habe, nicht bewusst wahrgenommen.
- Mein Dank gilt allen, die für mich Workshops planen, und allen,

die in meine Workshops kommen, um die Energetische Psychologie zu erlernen. Mit ihren Fragen und Hinweisen regen sie eine kontinuierliche persönliche und fachliche Weiterentwicklung an.

* Mein Dank gilt allen, die mit ihren persönlichen Themen zu mir kamen und kommen und die mir zeigen, dass vieles Gute nur darauf wartet, zum Leben erweckt zu werden.
* Prof. Dr. Luise Reddemann danke ich für ihre Bücher und Vorträge, ihre Integrität als Mensch, ihre persönliche Wertschätzung und Unterstützung.
* Dr. Eckart von Hirschhausen danke ich für einen Humor, der Tiefgang und Wärme verbindet, persönliche Begegnungen in Nepal und Kooperation und Ermutigung in Berlin. Ich freue mich auf das, was er zum Thema Liebe sagen wird.
* Ich danke allen, die bereit waren, das Manuskript in kleineren oder größeren Portionen zu verbessern: Petra Badjak, Angelika Garben, Claudia Horstmann, Erol Isim, Heidrun Priebe, Dipl.-Psych. Dietrich Schauer, Susan Schubert und Mario Zieroth.
* Ganz besonders danken möchte ich meinen Eltern, die immer weiter gehofft, gesucht und gefunden haben.
* Meiner Schwester danke ich für ihre unermüdliche emotionale und inhaltliche Unterstützung. Ohne sie hätte dieses Buch nie die Geburts- geschweige denn die Erscheinungsstunde erreicht.
* Meinem Ehemann möchte ich dafür danken, dass er ausdauernd soziale und emotionale Kompetenz, Resilienz und Positive Psychologie in unsere Beziehung einbringt, obwohl er sich theoretisch nicht so sehr dafür interessiert. Dafür, dass er mich immer wieder freundlich und nachdrücklich an die wirklich wichtigen Dinge im Leben erinnert.

Literatur zum Thema

Allen, Patricia & Harmon, Sandra: *Kein Mann für eine Nacht. Den Richtigen finden und binden*. Kabel Verlag, Hamburg, 1995

Argov, Sherry: *Warum die nettesten Männer die schrecklichsten Frauen haben ... und die netten Frauen leer ausgehen*. Goldmann, München, 2004

Asen, Eia; Kierdorf, Theo und Höhr, Hildegard: *So gelingt Familie. Hilfen für den alltäglichen Wahnsinn*. Carl-Auer-Systeme, Heidelberg, 2008

Bauer, Joachim: *Das kooperative Gen – Abschied vom Darwinismus*. Hoffmann und Campe, Hamburg, 2008

Bauer, Joachim: *Warum ich fühle, was du fühlst. Intuitive Kommunikation und das Geheimnis der Spiegelneurone*. Hoffmann und Campe, Hamburg, 2005

Bartels, A., S. Zeki: *Hals über Kopf. Was passiert, wenn man Verliebte zum Hirnscan in den Computertomographen schiebt?* in: Gehirn & Geist, Nr. 1, 2007, S. 12–13

Benard, C. & Schlaffer, E.: *Die Physik der Liebe. Warum selbstbewusste Frauen bessere Beziehungen haben*. Deutscher Taschenbuch Verlag, München, 2004

Benard, C. & Schlaffer, E.: *Lasst endlich die Männer in Ruhe. Oder wie man sie weniger und sich selbst mehr liebt*. Rowohlt Tb, Reinbek bei Hamburg, 1992

Benard, C. & Schlaffer, E.: *Die Emotionsfalle. Der Triumph des weiblichen Verstandes*. Fischer Tb, Frankfurt am Main, 1999

Bernstein, A. J.: *Emotionale Vampires – so werden Sie mit Menschen fertig, die Ihnen den letzten Nerv rauben*. mvg, München, 2002

Brost, Hauke: *Wie Männer ticken. Über 100 Fakten, die aus jeder Frau eine Männerversteherin machen*. Schwarzkopf & Schwarzkopf, Berlin, 2005

Bohne, M.: *Einführung in die Praxis der Energetischen Psychologie*. Carl Auer Verlag, 2009.

Bohne, M.: *Klopfen gegen Lampenfieber. Sicher vortragen, auftreten, präsentieren*. Rowohlt Tb, Reinbek bei Hamburg, 2008

Bohne, M.: *Feng Shui gegen das Gerümpel im Kopf. Blockaden lösen mit Energetischer Psychologie.* Rowohlt Tb, Reinbek bei Hamburg, 2007

Bohne, M., Chr. T. Eschenröder, C. Wilhelm-Gößling (Hrsg.): *Energetische Psychotherapie – integrativ. Hintergründe, Praxis, Wirkhypothesen.* DGVT Verlag, Tübingen, 2006

Branden, N.: *Die sechs Säulen des Selbstwertgefühls.* Serie Piper, München, 2003

Chapman, Gary: *Die fünf Sprachen der Liebe. Wie Kommunikation in der Ehe gelingt.* Francke, Marburg, 1992

Clement, Ulrich: *Guter Sex trotz Liebe: Wege aus der verkehrsberuhigten Zone.* Ullstein, München, 2006

Delis C. und Phillips, Cassandra: *Ich lieb' dich nicht, wenn Du mich liebst: Nähe und Distanz in Liebesbeziehungen.* Ullstein, München, 2003

Eisler, Riane: *Kelch und Schwert.* Arbor, Freiburg, 2008

Elias, J., K. Ketcham: *Traditionelle Chinesische Medizin. Selbstheilung mit den fünf Elementen. Das Standardwerk der chinesischen Heilkunde.* Scherz Verlag bei S. Fischer, Frankfurt am Main, 2004

Fensterheim H. und Baer J.: *Sag nicht Ja, wenn du Nein sagen willst. Wie man seine Persönlichkeit wahrt und durchsetzt.* Mosaik bei Goldmann, München, 1983

Fromm, Erich: *Die Kunst des Liebens.* 59. Aufl., Ullstein, München, 2001

Gallo, F. P., H. Vincenzi: *gelöst, entlastet, befreit. Klopfakupressur bei emotionalem Stress.* VAK Verlag, Kirchzarten, 2001

Goleman, Daniel: *Soziale Intelligenz. Wer auf andere zugehen kann, hat mehr vom Leben.* Droemer/Knaur, München, 2006

Gottman, John M., Silver, Nan und Dahmann, Susanne: *Die 7 Geheimnisse der glücklichen Ehe.* Ullstein, München, 2002

Grossarth-Maticek, R.: *Autonomietraining. Gesundheit und Problemlösung durch Anregung der Selbstregulation.* De Gruyter Verlag, Berlin, 2000

Gulotta, Guglielmo; Chiappori, Alfredo und Nord, Britta: *Gemeinsam in die Falle gehen: Vom Beziehungsdrama zum Happy End.* Carl-Auer-Systeme, Heidelberg, 2004

Hempen, C.-H.: *dtv-Atlas Akupunktur*. Deutscher Taschenbuch Verlag, München, 2001

Hüther, Gerald: *Die Evolution der Liebe. Was Darwin bereits ahnte und die Darwinisten nicht wahrhaben wollten*. Vandenhoeck & Ruprecht, Göttingen, 2007

Illouz, Eva: *Der Konsum der Romantik. Liebe und die kulturellen Widersprüche des Kapitalismus*. Suhrkamp, Frankfurt am Main, 1997

Jellouschek, H.: *Warum hast du mir das angetan? Untreue als Chance*. Piper, München, 1997

Jacobsen, Olaf: *Ich stehe nicht mehr zur Verfügung – Wie Sie sich von belastenden Gefühlen befreien und Beziehungen völlig neu erleben*. Windpferd, Oberstdorf, 2008

Kampenhout, Daan van und Moritz, Volker: *Ich lasse mich finden: Wie mein Wunschpartner zu mir kommt*. Carl-Auer-Systeme, Heidelberg, 2007

Kast, B.: *Die Liebe und wie sich Leidenschaft erklärt*. Fischer, Frankfurt am Main, 2004

Kreger, Randi; Mason, Paul T. und Merschmann, Brigitta: *Schluss mit dem Eiertanz: Für Angehörige von Menschen mit Borderline*. Balance Buch + Medien, Bonn, 2007

Kreisman, Jerold J., Straus, Hal und Petersen, Karin: *Zerrissen zwischen Extremen: Leben mit einer Borderline-Störung. Hilfe für Betroffene und Angehörige*. Goldmann, München, 2008

Kerner, I.: *She comes first. Der Sex-Guide – nur für echte Männer*. Mosaik bei Goldmann, München, 2005

Kronshage, U.: *Klopfen gegen Schmerzen*. Rowohlt Tb., Reinbek bei Hamburg, 2008

Lerner, H. G.: *Zärtliches Tempo. Wie Frauen ihre Beziehungen verändern, ohne sie zu zerstören*. Kreuz, Zürich, 1990

Lauster, Peter: *Die Liebe. Psychologie eines Phänomens*. Rowohlt, Reinbek bei Hamburg, 2004

Lelord, F.: *Hector und die Geheimnisse der Liebe*. Piper, München, 2005

Mohl, Alexa: *Ich wart' nicht, bis der Prinz mich küsst. Frauen setzen sich durch – mit NLP*. Herder, Freiburg, 2005

Müller, J. V.: *Den Geist verwurzeln. Die Namen der Akupunkturpunkte als Bindestrich der Psycho-Somatik.* Verlag Müller & Steinicke, München, 2001
Ochs, Matthias und Orban, Rainer: *Familie geht auch anders: Wie Alleinerziehende, Scheidungskinder und Patchworkfamilien glücklich werden.* Carl-Auer-Systeme, Heidelberg, 2008
O'Hanlon, William und Offermanns, Nicola: *Probiers mal anders! Zehn Strategien, die Ihr Leben verändern.* Carl-Auer-Systeme, Heidelberg, 2007
Onken, J.: *Herrin im eigenen Haus. Weshalb Frauen ihr Selbstbewusstsein verlieren und wie sie es zurückgewinnen.* Goldmann, München, 2001
Onken, Julia: *Die Kirschen in Nachbars Garten: Von den Ursachen fürs Fremdgehen und den Bedingungen fürs Daheimbleiben.* Goldmann, München, 2006
Onken, Julia und Beck, C. H.: *Wenn Du mich wirklich liebst: Die häufigsten Beziehungsfallen und wie wir sie vermeiden.* Goldmann, München, 2001
Peichl, J.: *Innere Kinder, Täter, Helfer und Co. Ego-State-Therapie des traumatisierten Selbst.* Leben Lernen, Klett-Cotta, Stuttgart, 2007
Prior, Manfred: *MiniMax-Interventionen: 15 minimale Interventionen mit maximaler Wirkung.* Carl-Auer-Systeme, Heidelberg, 2002
Reddemann, Luise: *Eine Reise von 1000 Meilen beginnt mit dem ersten Schritt: Seelische Kräfte entwickeln und fördern.* Herder Verlag, Freiburg im Breisgau, 2008
Reddemann, Luise: *Würde – Annäherungen an einen vergessenen Wert in der Psychotherapie.* Klett-Cotta, Stuttgart, 2008
Reddemann, Luise und Abilgaard, Peer: *Überlebenskunst. Mit CD.* Klett-Cotta, Stuttgart, 2006
Richter, Otto: *Partnerschaft. Acht Schritte auf dem Weg zum Glück.* Irisiana, München, 1995
Rosenberg, Marshall B.: *Die Sprache des Friedens sprechen – in einer konfliktreichen Welt.* Junfermann, Paderborn, 2006
Satir, V.: *Selbstwert und Kommunikation.* Pfeiffer, München, 1993

Schäfgen, M.: *Kommen Sie doch, wann Sie wollen ... Homöopathische Wege zur Potenz.* Orlanda, Berlin, 2003

Schuldt, Christian: *Der Code des Herzens. Liebe und Sex in den Zeiten maximaler Möglichkeiten.* Eichborn, Frankfurt am Main, 2004

Short, Dan und Weinspach, Claudia: *Hoffnung und Resilienz. Therapeutische Strategien von Milton H. Erickson.* Vandenhoeck & Ruprecht, Göttingen, 2007

Spezzano, Chuck: *Wenn es verletzt, ist es keine Liebe.* Vianova, Petersberg, 1998

Sutherland, Amy und Astrid Finke: *Die Männerbändigerin: Wie ich meinem Mann das Zuhören beibrachte und andere Kunststücke.* Rowohlt, Reinbek bei Hamburg, 2009

Tarr Krüger, I.: *Die magische Kraft der Beachtung. Sehen und gesehen werden.* Herder Verlag, Freiburg im Breisgau, 2001

Tiedemann F. v.: *Die 13 Stolpersteine der Liebe und wie man ihnen aus dem Weg geht – Das Geheimnis dauerhaften Glücks.* Herder Verlag, Freiburg im Breisgau, 2007

Vansteenwegen, Alfons, Täubrich, Rainer und Jörg Schilling: *Bevor die Liebe Alltag wird. Anregungen für eine gelungene Partnerschaft.* Carl-Auer-Systeme, Heidelberg, 2007

Weiner-Davis, Michele: *Jetzt ändere ich meinen Mann. Wie Sie ihn einfach umkrempeln, ohne dass er es merkt.* Piper, München, 1999

Winnicott D. W.: *Vom Spiel zu Kreativität.* Klett, Stuttgart, 1985

Winnicott, D. W.: *Reifungsprozesse und fördernde Umwelt.* Kindler, München, 1974

Yalom, I. D.: *Die Liebe und ihr Henker.* Bertelsmann, München, 2001